痙縮治療
ポケットマニュアル

ボツリヌス療法・ITB療法・リハビリテーション

藤原俊之
編

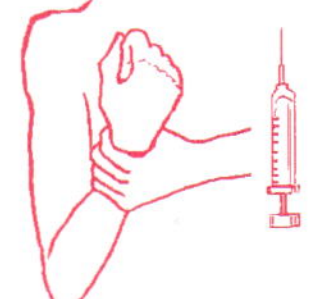

Pocket Manual of
Spasticity Treatment

医歯薬出版株式会社

This book was originally published in Japanese under the title of :

KEISHUKU CHIRYOU POKETTO MANYUARU
(Pocket Manual of Spasticity Treatment)

Editor :
FUJIWARA, Toshiyuki
Professor, Department of Rehabilitation Medicine
Juntendo University School of Medicine

ISHIYAKU PUBLISHERS, INC
7-10, Honkomagome 1 chome, Bunkyo-ku,
Tokyo 113-8612, Japan

まえがき

脳卒中，脊髄損傷，脳性麻痺をはじめとする上位運動ニューロン障害による運動障害の治療において，痙縮治療は非常に重要な意味をもっています．これらの上位運動ニューロン障害では，多くの場合，麻痺が残存します．麻痺の回復が困難な場合にも，痙縮をコントロールすることにより，上下肢の機能改善を図ることが可能です．また痙縮をコントロールしながらリハビリテーション治療を行うことにより，より効果的な麻痺の回復が可能となります．逆に，慢性期，生活期においては，痙縮のコントロールができていなければ，痙縮の増悪による機能低下をきたすことが多く見受けられます．

痙縮に対する治療には，薬物療法，ボツリヌス療法，ブロック療法，ITB 療法，外科的手術，リハビリテーション治療があります．特に近年はボツリヌス療法ならびに ITB 療法により，安全かつ効果的な痙縮治療を行うことが可能となりました．しかしながら，どんなに優れた治療法であっても，正しく施行ができなければ，その効果は乏しく，かえって不利益を患者さんに与えてしまう可能性があります．

本書は痙縮治療の目的・適応を正しく理解し，日々の臨床で正確にボツリヌス療法，ITB 療法，リハビリテーション治療を行うことができるようにまとめられたものです．いわゆる教科書的な内容ではなく，より実践的に，治療を行う際のマニュアルとして使用できるように，各治療手技に関して豊富な写真とイラストをもとにわかりやすく解説しています．また，診察室やベッドサイドへ手軽に持参できるように，ポケットサイズのマニュアルとしました．

関連各科の医師はもちろん，理学療法士，作業療法士をはじめ医療スタッフが痙縮治療の実際を理解し，効果的なリハビリテーション治療を行えるようになることを目指しています．本書が痙縮治療に関わる多くの方々のお役にたち，リハビリテーション医療の質の向上に役立つことを期待します．

2018 年 6 月

藤原俊之

執筆者一覧

●編　集

藤原（ふじわら） 俊之（としゆき）　順天堂大学大学院医学研究科リハビリテーション医学

●執　筆（執筆順）

藤原（ふじわら） 俊之（としゆき）　編集に同じ

有島（ありしま） 英孝（ひでたか）　福井大学医学部脳脊髄神経外科

山口（やまぐち） 智史（ともふみ）　山形県立保健医療大学保健医療学部理学療法学科

目　次

●コラム

●付録

1

痙縮治療の原則

1—痙縮とは

脳卒中をはじめとする，いわゆる上位運動ニューロンの障害では，麻痺とともに痙縮が運動障害ならびに日常生活動作（activities of daily living；ADL）に大きな影響を与える．

痙縮とは，Lance[1]の定義によれば，「腱反射の増加を伴う速度依存性の伸張反射の増加」である．しかしながら，リハビリテーション医療の現場では，いわゆる痙縮に対する治療を行う際に伸張反射の亢進に対して治療しているかというと，足関節クローヌスの出現以外には，そうではない場合が多い．むしろ，動作時または持続的に不随意に収縮してしまう筋に対して治療を行っている場合が多い．特に脳卒中で起こりやすく，手が握ったままで開きづらい，足のつま先が下がったままの尖足位となり歩きにくいなどの症状が現れる．

そこで Pandyan ら[2]は，痙縮を「上位運動ニューロン病変により，間欠的または持続する不随意な筋活動をきたす感覚—運動制御の障害」と定義した．

健常人では，足関節背屈時に前脛骨筋が収縮することにより，脊髄相反性抑制によって足関節を底屈させる下腿三頭筋の前角細胞は抑制され，下腿三頭筋の筋活動は減少する．よってスムーズな足関節の背屈が可能である．しかしながら，上位運動ニューロンの障害による痙縮では，足関節背屈時に相反性抑制がうまく効かないために，下腿三頭筋の同時収縮が起こる．このため，歩行遊脚期において足関節底屈が起こり，つま先が引っかかるなどのクリアランスの低下を認めやすい．

そこで，歩行遊脚期のクリアランスの改善のために下腿三頭筋のブロックを行う．つまり，不随意な下腿三頭筋の筋活動に対する治療を行うことになる．

2—痙縮の神経機構

1. 運動制御の基本

脊髄の下位運動ニューロンにはα運動ニューロンとγ運動ニューロンがある．α運動ニューロンは筋線維を支配し，骨格筋を収縮させる．筋の制御を理解するためには，何が運動ニューロンを制御しているのかを知る必要がある．

脊髄のα運動ニューロンへの入力は，①筋紡錘からの入力，②脳などの上位運動ニューロンからの入力，③脊髄介在ニューロンからの入力の3つがある[3)]．つまりα運動ニューロンはこの3つの入力により制御されている（**図 1-1**）．骨格筋の深部には筋紡錘がある（**図 1-2**）

筋紡錘の中央部には，Ia感覚神経と呼ばれる感覚神経線維が巻き付いている．錘内筋繊維はγ運動ニューロンにより支配されている．錘内筋線維が収縮することにより筋紡錘の両極の収縮が起こり，Ia感覚神経の興奮性を調節している．α運動ニューロンのみが発火すると錘外筋は収縮するが錘内筋は収縮しないため，筋紡錘のIa感覚神経からの信号は弱くなるが，γ運動ニューロンにより錘内筋が収縮すると，筋紡錘にテンションがかかりIa感覚神経からの信号は増加する．

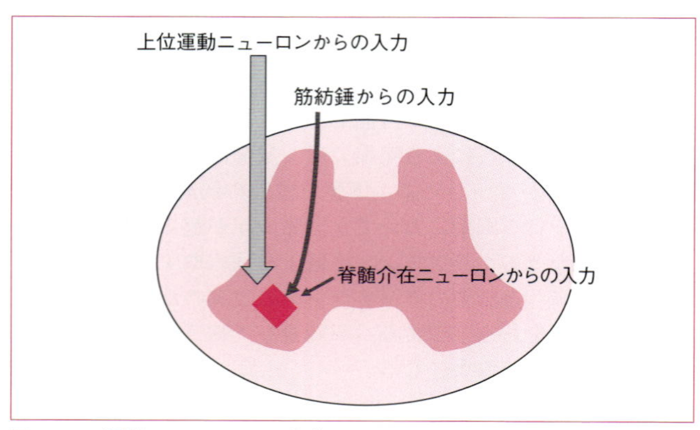

図 1-1　α運動ニューロンへの入力

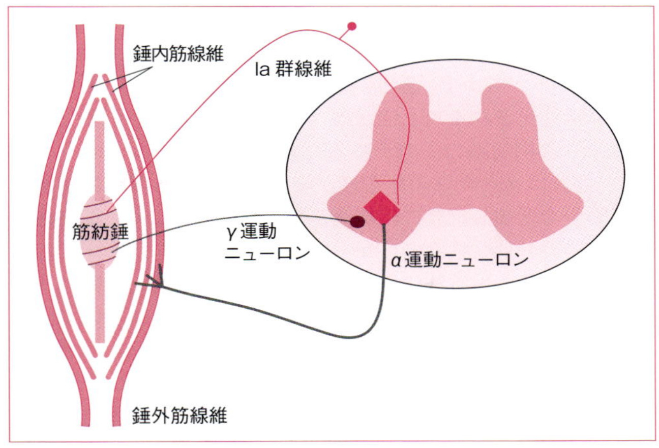

図 1-2　筋紡錘

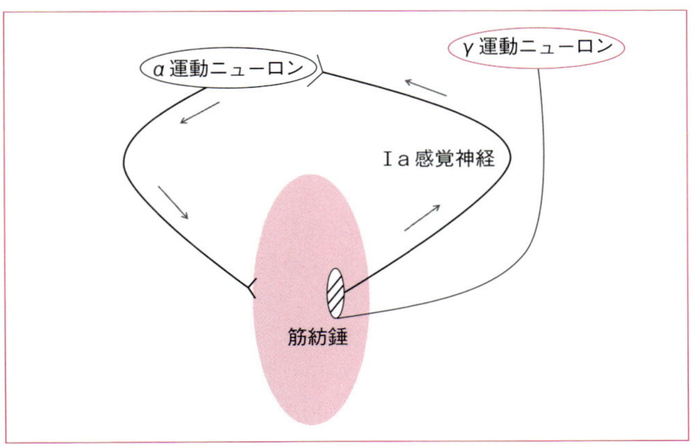

図 1-3　単シナプス反射

筋が伸張されると筋内の筋紡錘も引き伸ばされ，Ia 感覚神経が発火する．Ia 感覚神経の活動電位はシナプスを介して，α運動ニューロンを発火させ，筋収縮を起こす．これが伸張反射（いわゆる単シナプス反射）である（**図 1−3**）．

2. 臨床的に問題となる痙縮

α運動ニューロンとγ運動ニューロンは，脳から伝わる命令で同時に活性化される．上位運動ニューロンが障害されると上位中枢からの抑制系の入力が減るために，α運動ニューロンとともにγ運動ニューロンの興奮性が増大する．よって錘内筋線維の筋緊張も増加し，常に筋紡錘が張った状態となり，筋紡錘のIa 感覚神経の感受性が高くなっている．

Ia 感覚神経の興奮性に関しては，筋紡錘におけるγ運動ニューロンの活動により制御されている．γ運動ニューロンにより錘内筋線維が収縮すると，筋紡錘のテンションが張った状態となり，Ia 感覚神経の興奮性は高くなる．よって軽微な伸張でも伸張反射が亢進する．痙縮筋では伸張に伴い，Ia 感覚神経が容易に興奮し，単シナプス性または多シナプス性にα運動ニューロンの興奮性が増加し，α運動ニューロンが発火することにより，伸張反射の亢進ならびに間欠的または持続的な不随意な筋活動が生じる．**図 1–3** に単シナプス反射による伸張反射を示したが．足関節クローヌスにはこの単シナプス反射の亢進が関与している．

臨床的に問題となる痙縮は，主動筋の筋活動に伴う間欠的または持続的に生じる拮抗筋の不随意な活動である．通常の単関節運動の場合，**図 1–4** に示すように，α運動ニューロンの興奮により主動筋が収縮し，同時にγ運動ニューロンの興奮により錘内筋も収縮する．よって Ia 感覚神経からの求心性インパルスが発射され，その信号が脊髄に入り，脊髄レベルで介在ニューロンを介して拮抗筋を支配するα運動ニューロンに対して抑制性の入力を行う．これが相反性抑制（reciprocal inhibition；RI）である（**図 1–4**）．この相反性抑制がうまく効いていない状態が，我々が普段臨床で経験する拮抗筋の同時収縮である．この場合，相反性抑制が改善されると拮抗筋の筋収縮が減少し，関節運動が改善する．さらに拮抗筋の過剰な筋活動による主動筋への抑制がとれるため，主動筋の筋活動も増加し，機能的な改善が認められる．

臨床的な痙縮の評価として用いられる modified Ashworth scale（MAS）は，他動運動時の抵抗を痙縮として評価してい

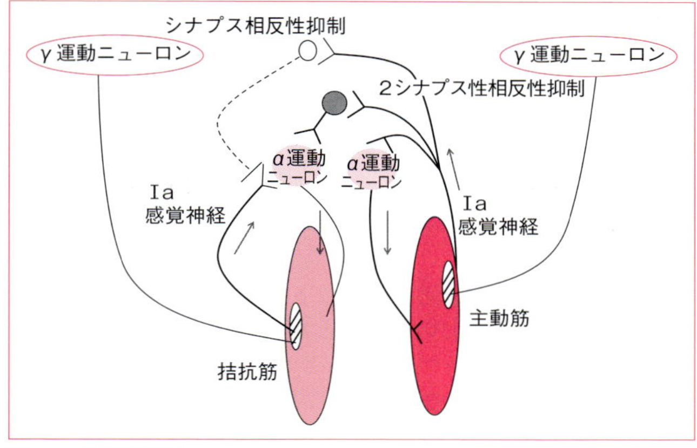

図 1-4　相反性抑制

る．このため，MAS で評価している痙縮にはいわゆる筋 stiffness（硬度）の影響もあり，臨床的に痙縮を考える場合には相反性抑制や stiffness に対しても考慮が必要である．

3—神経機構から考える痙縮治療

痙縮に対する治療には薬物療法，ボツリヌス療法，フェノールブロック，髄腔内バクロフェン投与療法，外科的手術として選択的後根切除術，末梢神経縮小術，腱延長術などがある．リハビリテーション医療の現場では，まずは抗痙縮薬による薬物療法，またはボツリヌス療法，フェノールブロックが選択される．

薬物療法が第一選択とされることが多いが，リハビリテーション医療の現場において問題となる局所的な痙縮に対しては，ボツリヌス療法やフェノールブロックがまず選択される．フェノールブロックに関しては，薬剤の入手や手技の難しさにより，近年はボツリヌス療法が第一選択であるといえる．またリハビリテーション医療の現場では，痙縮に対して，持続伸張などのストレッチならびに電気刺激療法が行われている．

痙縮の神経機構より，各治療法の機序を**表 1-1** ならびに**図 1-5** に示す．

ボツリヌス療法は，神経終末におけるアセチルコリンの放出をブロックすることにより，α運動神経終末におけるアセチルコリンの放出を抑制し，筋収縮を抑制する．このとき，γ運動神経におけるアセチルコリンの放出もブロックされると，筋紡

表 1-1　痙縮治療の機序

ストレッチ	筋の短縮による筋紡錘での Ia 興奮性増加を抑制
電気刺激	拮抗筋への相反性抑制の増強
ベンゾジアゼピン	GABAA ↑ シナプス前抑制 ↑
バクロフェン	GABAB ↑ シナプス前・後抑制
ダントロレン	Ca の放出を抑制 γ運動ニューロンの活動を抑制することにより筋紡錘の感受性を低下
フェノール，エタノール	化学的脱神経作用（phenol は濃度 5% 以上）α，γ運動ニューロン
ボツリヌス毒素（BoNT）	コリン作動性神経終末からの Ach 放出阻害 A 型　Botox B 型　NerBloc

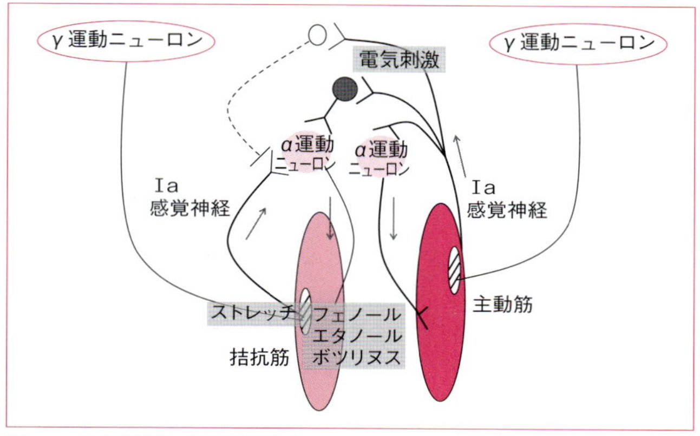

図 1-5　神経機構から考える治療

錘における錘内線維が弛緩され，筋紡錘における Ia 感覚神経の感受性が低下し，中枢性の痙縮の抑制が起こる．これにより，ボツリヌスの効果が消失しても痙縮の軽減が得られると考えられる．

局所的な痙縮に対しては，ボツリヌス療法などが選択されるが，広範な痙縮に対しては，髄腔内バクロフェン投与が検討される．

4—痙縮治療の目的

痙縮治療の目的（PPA）は，① Pain（疼痛），② Passive range of motion（ROM；他動的関節可動域），③ Active motor function（運動機能）の 3 つの観点に分けて考えるとわかりやすい．

1. Pain（疼痛）

痙縮が原因となる痛みがある場合，痙縮の治療により痛みの軽減が見込まれるため，痙縮治療の適応となる．

典型的な例としては，上肢では手指屈曲，母指内転・屈曲の痙縮による“握りこぶし状”により，掌に爪が食い込み痛い，足趾の屈曲により歩くたびに爪を巻き込み痛い場合などがある．痛みはそれ自体が痙縮の増悪因子となる．ボツリヌス療法により，一時的にでも痙縮を緩和させることにより，痛みが軽減し，さらに痙縮が改善する．

2. Passive range of motion（他動関節可動域）

痙縮による他動関節可動域（ROM）の制限により，ADL などが制限される場合も治療の対象となる．肩関節内転・内旋の痙縮が強いと，肩関節外転・外旋の ROM 制限があり，更衣が困難となる．また股関節内転筋の痙縮により股関節外転の ROM 制限があると，たとえば，おむつ交換などがしづらくなる．このような場合は，痙縮の改善による ROM の拡大が ADL の改善につながるため，痙縮治療の適応となる．

3. Active function（運動機能）

拮抗筋の痙縮を緩和することにより，主動筋の随意運動は改善する．**図 1-6** は脳卒中片麻痺患者の手指伸展時の総指伸筋（EDC）[*1] と浅指屈筋（FDS）[*2] の表面筋電図波形である．指伸筋群の筋活動は出現しているが，浅指屈筋の同時収縮が著明である．よって，この患者では指屈筋群の過活動により指伸展が困難であり，むしろ伸ばそうとすればするほど，屈筋群の筋活

---

*1 総指伸筋　extensor digitorum communis muscle；EDC

*2 浅指屈筋　flexor digitorum superficialis muscle；FDS

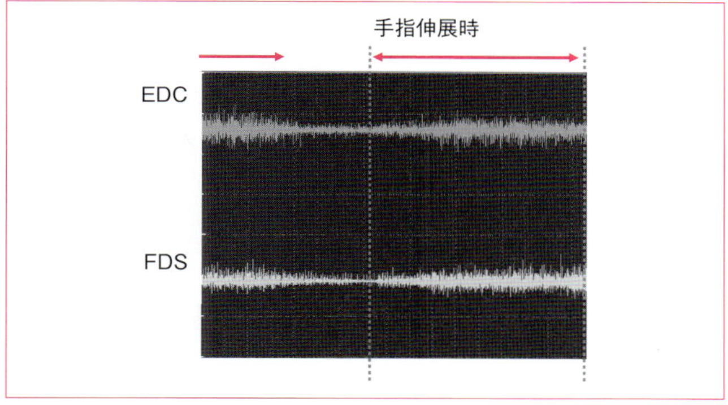

図 1-6　同時収縮時の筋電図波形

動が増加して指は曲がってしまう．この場合，浅指屈筋の痙縮を軽減すれば，指の伸展が可能となる．ただし，指の屈筋群へのボツリヌスの量が多すぎると，今度は指を曲げることが困難となり，結局，日常生活で手を使えなくなってしまうので，注意が必要である．

運動機能の改善を目指して治療する場合には，どの筋を対象に，どのくらい痙縮を抑えるのがよいか，綿密な評価が必要である．場合によっては1％キシロカインによるトライアルブロックにより，実際の動作に対する痙縮軽減の効果を確認しておくのも一案である．

■**文献**

1）Lance JW：Symposium synopsis. Spasticity：Disordered motor control（In：Feldman RG, Young RR, Koella WP, eds）. Miami, Year Book Medical Publishers, 1980, pp485-494.
2）Pandyan AD, Gregoric M, et al. Spasticity：clinical perceptions, neurological realities and meaningful measurement. Disabil Rehabil 27：2-6, 2005.
3）加藤宏司，後藤　薫・他：カラー版 神経科学　脳の探求，西村書店，2007.

（藤原俊之）

2
痙縮の評価

痙縮の評価には，①臨床評価，②電気生理学的評価，③動作解析がある．評価スケールを用いた評価のみではなく，歩行や上肢動作時の動作解析や，筋緊張の変化を観察し記述することが必要である．

1—臨床評価

1. modified Ashworth scale（MAS）

MAS（**表 2-1**）[1]は，臨床的に最も使用されている評価法である．徒手による関節他動運動の抵抗を段階づけしている．他動運動による筋抵抗を測定するため，他動運動の速度が重要となり，辻ら[2]は目安として 1 秒で完了する程度としている．また，非反射性硬度も含む評価法である．

MAS はあくまでも安静時の他動的抵抗を見ているので，動作時の筋緊張の増加などは評価できない．随意運動時の異常な筋活動などを評価することはできない．

表 2-1　modified Ashworth scale（MAS）

0	筋緊張の亢進がない
1	軽度の筋緊張亢進がある． 引っ掛かりとその消失，または屈曲・伸展の最終域でわずかな抵抗がある
1+	軽度の筋緊張亢進がある． 明らかな引っ掛かりがあり，それに続くわずかな抵抗を可動域の 1/2 以下で認める
2	よりはっきりとした筋緊張亢進を全可動域で認める． しかし，運動は容易に可能．
3	かなりの筋緊張亢進がある．他動運動は困難である．
4	患部は硬直し，屈曲・伸展は困難

（文献 1 より引用）

表 2-2　disability assessment scale（DAS）

手の衛生状態	浸軟・潰瘍形成・手掌感染の程度，手掌及び手の清潔さ，手洗いができるか，爪の手入れができるか，衛生に関わる障害がどの程度，日常生活の妨げになっているかを評価する
肢位	上肢の位置異常がどの程度，身体的，心理的，社会的に日常生活に影響を与えているかを評価する
疼痛	上肢痙縮に関連する疼痛または不快感がどの程度，日常生活に影響を与えているかを評価する
着衣動作	患者が衣服（シャツ，上着，手袋など）の着脱をどの程度，容易にできるか，また，上肢の位置異常が更衣動作に関して，どの程度，日常生活の妨げになっているかを評価する.

2. disability assessment scale（DAS）

DAS（**表 2-2**）[3]は手の衛生状態，肢位，疼痛，着衣動作を 0～3 の 4 段階で評価するものであり，痙縮治療の適応を決めるうえでも役立つ評価法である．しかし，評価項目は上肢に関するものであり，下肢の歩行時の痙縮を評価する項目はない．

2—電気生理学的評価

1. 表面筋電図

MAS は安静時の他動的抵抗を評価するのみで，随意運動時における筋緊張の増加ならびに動作を阻害している筋を同定することはできない．筋電図による評価では，実際の動作時の筋活動をモニターすることができ，実際の動作時に邪魔をしている筋緊張を同定することが可能である．拮抗筋の同時収縮や，異常運動時の痙縮筋の同定において表面筋電図は非常に有用である．

筋電図の設定は，Low path filter 20〜30 Hz, High path filter 1〜2 KHz とする．振幅は 200 μV〜1 MV/div，時間は 0.5〜1 S/div とするとわかりやすい．電極間距離は 2〜3 cm とする．

表面筋電図での評価時には，近傍筋の筋活動も記録される，いわゆる cross talk があることに留意する必要がある．よって，深部の筋や前腕などの筋が重なり合っている部位などでは個々の筋活動を評価するため針筋電図による評価が必要である．

2. H 波による評価

H 波は H 反射とも呼ばれ，3 頁の**図 1–3** に示した伸張反射である単シナプス反射を電気刺激により引き起こし，記録したものである．

電気刺激により Ia 感覚神経を刺激し，このインパルスが脊髄へ上行し，α運動ニューロンを興奮させ，その結果，筋肉の収縮が起こるのが H 波出現のメカニズムである（**図 2–1**）．このため，いわゆる単シナプス反射の興奮性を評価することが可能であり，おおまかに運動ニューロンプールの興奮性の指標として用いられる．

H 波は記録できる筋が限られており，一般的に，下肢では脛骨神経を刺激してヒラメ筋で，上肢では正中神経を刺激して橈側手根屈筋（flexor carpi radialis；FCR）で H 波が誘発される．

刺激に際しては，α運動神経線維の逆行性刺激伝導が起こると H 波は消失してしまう．Ia 感覚神経線維の閾値はα運動神経線維の閾値より低いので，複合筋活動電位（compound muscle

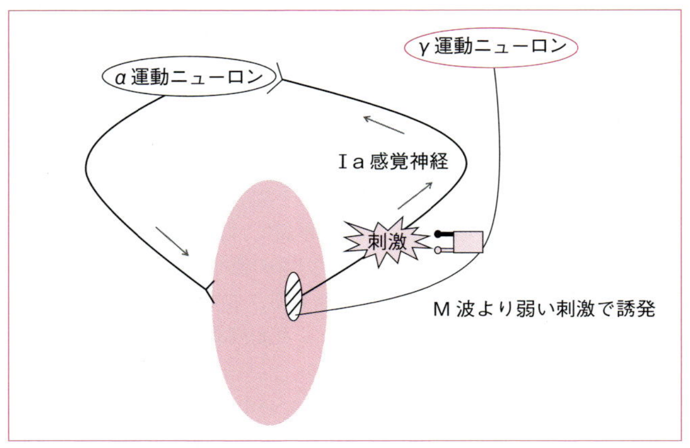

図 2-1　H 波出現のメカニズム

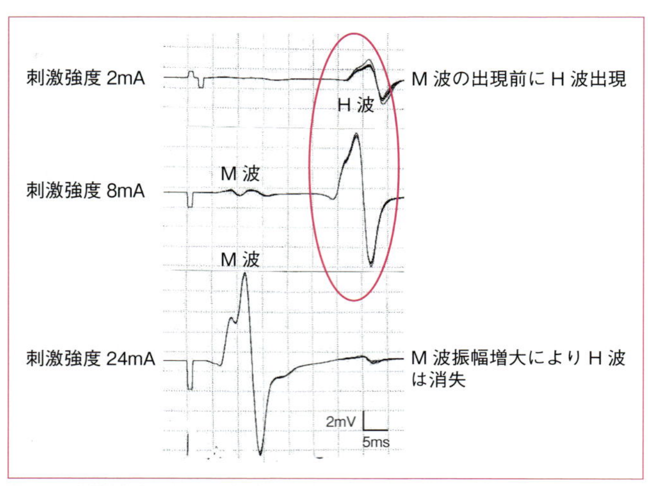

図 2-2　刺激強度による H 波出現の違い

action potential；CMAP）（いわゆる M 波）が出現しない刺激強度でも H 波は出現する．運動神経の閾値程度の刺激により，H 波の最大振幅は得られることが多い（**図 2−2**）．

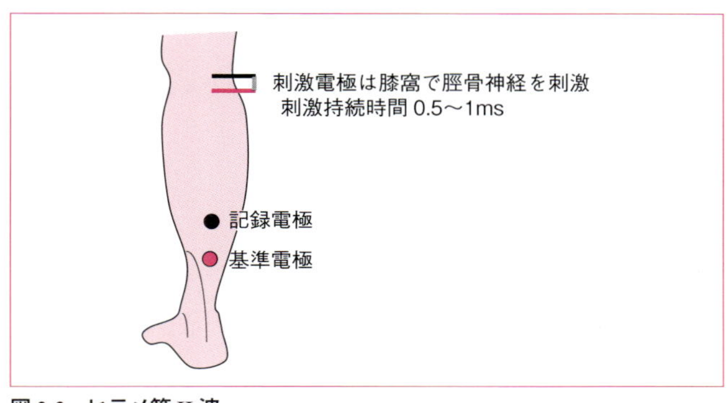

図 2-3　ヒラメ筋 H 波

M 波の最大振幅（Mmax）はその筋肉を支配する運動ニューロンのすべてが発火しているのに対して，H 波の最大振幅（Hmax）は Ia 刺激により反応した運動ニューロンの数を表しているといえる．Hmax/Mmax 比は反射性に活動した運動ニューロンの全運動ニューロンに対する比を示しており，大まかに運動ニューロンプールの興奮性を示す指標として用いられている．痙縮の患者では一般に H/M 比は上がることが多い[4)]．

【ヒラメ筋を用いた H 波測定の実際】（図 2-3）

①記録電極はヒラメ筋筋腹におき，基準電極はアキレス腱に置く．
②アースは刺激部位である膝窩と記録電極の間に置く．
③膝窩中央において脛骨神経を刺激する．
・刺激電極陰極を陽極より中枢に置く．
・M 波が出現し始める M 波閾値より少し強い刺激で刺激する．
・刺激持続時間は 0.5 ms～1.0 ms とする．

【橈側手根屈筋を用いた H 波測定の実際】（図 2-4）

①記録電極は橈側手根屈筋筋腹上に置く．橈骨遠位端と内顆を結んだ線上の近位 1/3 を目安とする．
②アースは刺激部位である膝窩と記録電極の間に置く．
③肘窩において上腕二頭筋腱の尺側で正中神経を刺激する．
・刺激電極陰極を陽極より中枢に置く．

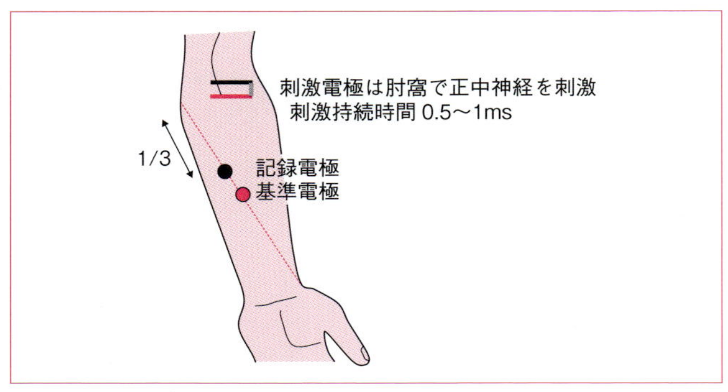

図 2-4　FCR H 波

・M 波が出現し始める M 波閾値より少し強い刺激で刺激する.
・刺激持続時間は 0.5 ms～1.0 ms とする.

3. 相反性抑制の評価

1 章の**図 1-4**（5 頁）に示した相反性抑制の回路で，H 波を用いて評価することが可能である．Day らは FCR H 波における相反性抑制を，拮抗筋に対する橈骨神経刺激を条件刺激として用いて評価している[5]．

FCR の支配神経である正中神経を肘部で，運動閾値下で刺激すると H 波が誘発される．この正中神経刺激に先立つこと 2 ms～0 ms，または 20 ms のタイミングで，拮抗筋である橈側手根伸筋の支配神経となる橈骨神経刺激に，運動閾値程度の弱い刺激（条件刺激）を行うと，橈骨神経の Ia 感覚神経を介して，FCR を支配する前角細胞に相反性抑制がかかる．よって FCR で得られる H 波は通常の正中神経刺激（試験刺激）のみで得られた H 波に比べて，小さくなる（**図 2-5**）.

{(試験刺激 H 波振幅)−(条件・試験刺激 H 波振幅)} / (試験刺激 H 波振幅)

上記の式により，相反性抑制の程度を評価することができる．痙縮によって，拮抗筋の同時収縮が強い患者では，この相

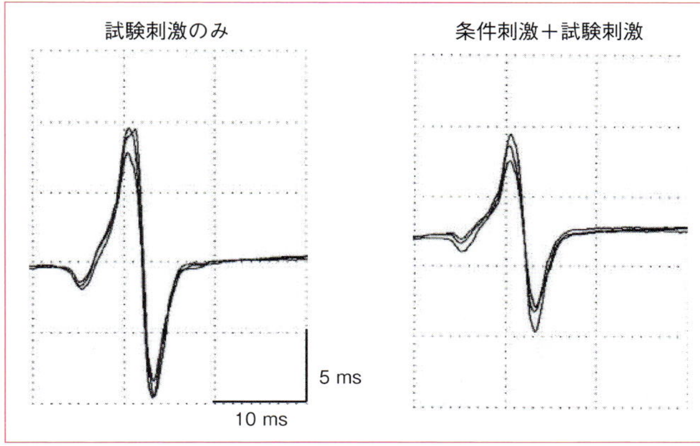

図 2-5　H 波による相反性抑制の評価

反性抑制がうまく効いておらず，むしろ橈骨神経刺激に条件刺激を加えることにより H 波振幅が増大する例が多い[6]．試験刺激を脛骨神経に行いヒラメ筋 H 波を用いて，条件刺激に総腓骨神経刺激を用いることにより，下肢での相反性抑制も同様に評価することが可能である．

●橈側手根屈筋（FCR）H 波を用いた相反性抑制評価の実際

〔条件刺激〕

・**刺激部位**：上腕骨らせん溝において橈骨神経
・**刺激強度**：橈側手根伸筋に M 波が生じる閾値
・**刺激持続時間**：1 ms

〔試験刺激〕

・**刺激部位**：肘部で正中神経
・**刺激強度**：FCR で記録される H 波振幅が M 波振幅の 15-20％になる刺激．または H 波最大振幅の 50％の H 波振幅が得られる強度
・**刺激持続時間**：1 MS
・**条件刺激—試験刺激間隔**：① 0 ± 2 ms，② 20 ms

①は 2 シナプス性相反性抑制，②はシナプス前相反性抑制を評価している．

下肢の場合は，条件刺激には腓骨神経刺激を用い，刺激部位は腓骨頭部とする．試験刺激には脛骨神経刺激を用い，膝窩で刺激を行い，ヒラメ筋での H 波を記録する．

●ヒラメ筋 H 波を用いた相反性抑制評価の実際

〔条件刺激〕

・刺激部位：腓骨神経を腓骨頭部で刺激
・刺激強度：前脛骨筋に M 波が生じる閾値
・刺激持続時間：1 ms

〔試験刺激〕

・刺激部位：膝窩部で脛骨神経を刺激
・刺激強度：ヒラメ筋で記録される H 波振幅が M 波振幅の 15-20％になる刺激．または H 波最大振幅の 50％の H 波振幅が得られる強度
・刺激持続時間：1 ms
・条件刺激—試験刺激間隔：① 0 ± 2 ms，② 20 ms

■文献

1）Bohannon RW, Smith MB：Interrater reliability of a modified Ashworth scale of muscle spasticity. Phys Ther 67：206-207, 1987.
2）辻　哲也，大田哲生・他：脳血管障害片麻痺患者における痙縮評価. Modified Ashworth Scale（MAS）の評価者間信頼性の検討．リハ医学 39：409-415，2002.
3）Brashear A, Zafonte R, etal：Inter~ and intrarater reliability of the Ashworth Scale and the Disability Assessment Scale in patients with upper-limb poststroke spasticity. Arch Phys Med Rehabil 83：1349-1354, 2002.
4）藤原俊之，里宇明元・他：リハビリテーション医学における神経生理学検査（2)．臨床脳波 46：743-750，2014.
5）Day BL, Marsden CD, etal：Reciprocal inhibition between the muscles of the human forearm. J Physiol 349：519-534, 1984.
6）Fujiwara T, Honaga K, etal：Modulation of cortical and spinal inhibition with functional recovery of upper extremity motor function among patients with chronic stroke. Restorative Neurology Neuroscience 33：883-894, 2015.

（藤原俊之）

3

痙縮による障害とその原因筋の同定

1—上肢

1. 肩内転・内旋，肘屈曲（図 3-1）

肩内転・内旋，肘屈曲は，脳卒中片麻痺患者に典型的な痙縮の一つである．この痙縮が強いと，更衣のときに肩外転・外旋ができず，服の着脱が困難となる．また大胸筋の緊張が強く，上腕骨頭が前方に引っ張られている場合には，いわゆるインピンジメントをきたし，肩運動時に強い痛みを生じる．

肩内転・内旋に対しては，まず大胸筋の緊張を評価する．大胸筋の緊張が強い場合には，打腱器によるタッピングで大胸筋の収縮が起こり，また他動的な肩外転にて大胸筋外縁が容易に浮き上がることにより評価が可能である．肩甲下筋は肩甲骨の腹側に付着しており，ボツリヌス施注には技術を要する．大胸筋に対するボツリヌス施注は容易であり，安全に施行可能である．大胸筋施注のみでも，更衣に必要な外転・外旋は獲得が可能である．

肘屈曲に関しては前腕の肢位が重要である．上腕二頭筋の緊張が強い場合には，前腕は回外位となる．一方，前腕回内位で肘が屈曲している場合は，腕橈骨筋の緊張が強いので，ボツリ

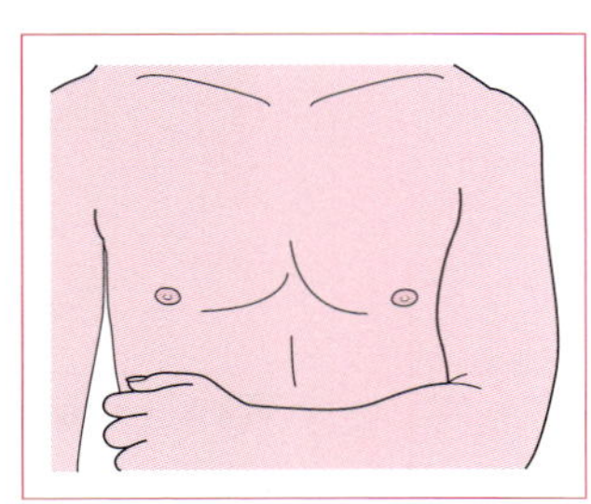

図 3-1　肩内転・内旋，肘屈曲

ヌス施注は腕橈骨筋にも行うべきである.

2. 手指屈曲，母指屈曲・内転

痙縮があると，手指はいわゆる“握りこぶし状”の状態となる（**図 3-2**）. 爪が手掌に食い込み，痛みのもとになる. また手をひらいて洗うことが困難であり，常に湿潤な環境となることにより，においや清潔の問題が生じる. 爪による傷が伴うと慢性的な炎症や感染の危険性もある. また爪を切ることも困難であり，廃用手レベルの麻痺手の使用が望めない患者でも，痙縮治療の目的の痛みや他動的関節可動域の改善の観点から治療の適応となる.

運動機能改善の観点からは，母指と示指の間のスペース，いわゆる web space をあけることが重要であり（**図 3-3**），その場合には，母指内転筋と長母指屈筋にボツリヌスを施注する.

また手指屈曲に関しても，機能的には近位指節間関節（PIP：106 頁，付録 2 参照）の屈曲を抑えることが重要であり，まずは浅指屈筋（FDS）へのボツリヌス施注を行う.

握りこぶし状で，爪が食い込むような患者では浅指屈筋に加え深指屈筋（FDP）[*1] に対する施注も考慮するが，FDS の痙縮を弱めることを優先するように，ボツリヌスの量を調整するのがよい.

一見，握りこぶし状に見えても，PIP と遠位指節間関節（DIP：106 頁，付録 2 参照）の屈曲の MAS を正確に評価する必要が

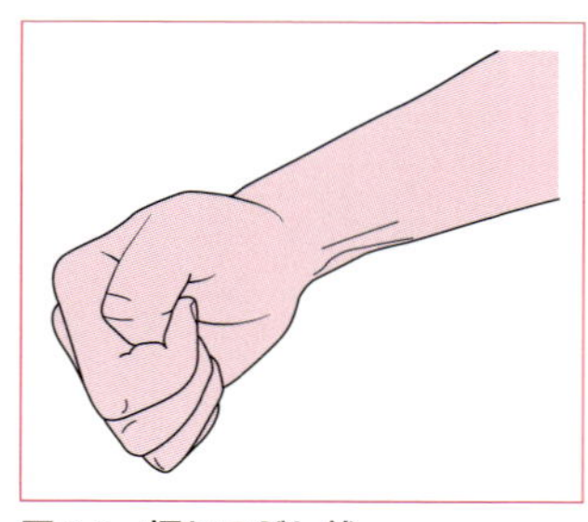

図 3-2　握りこぶし状

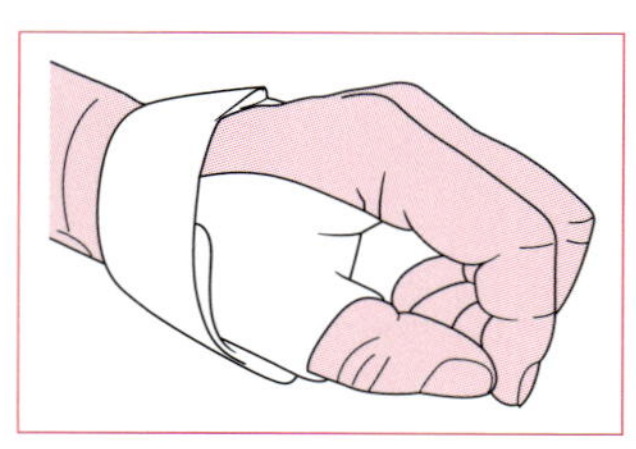

図 3-3　web space

[*1] 深指屈筋　flexor digitorum profundus muscle；FDP

ある．実際にはFDSへのボツリヌス施注によるPIPの緊張を落とすだけで，爪の食い込みは軽減でき，手指が開きやすくなる患者が多い．ボツリヌスは高価な薬であるため，医療資源の適切使用という観点からも使用量に制限があるなかで，効果的な筋への施注が重要である．

FDSへのボツリヌス施注によりPIPの緊張は軽減したが，中手指節関節（MP：106頁，付録2参照）の緊張が残存する例には長掌筋や骨間筋に対するボツリヌス施注を行うと，効果がある．しかしながら，手内筋の緊張を落とす場合には，FDSなどの手外筋などの緊張が落ちていないと，かえってMP過伸展，PIP，DIP関節屈曲の手内筋がマイナスポジションとなり，使いづらい手になってしまうので，注意が必要である．

3. 手関節屈曲

手関節屈曲には橈側手根屈筋，尺側手根屈筋，長掌筋が関与している．尺側に偏位しながらの屈曲時には，尺側手根屈筋に施注する．

長掌筋は手関節屈曲と同時にMP関節も屈曲させる．MP関節屈曲に対して施注する場合がある．

4. 前腕回内

Passiveな機能として，前腕回外制限があってもさほど問題ではないが，運動機能を考えると，たとえばページをめくる，お茶碗を持つなどの動作が困難である．しかし，手を使う動作を考えた場合に，前腕は回内位になっていたほうが使いやすく，回内筋の緊張を落としすぎて回外位にすることは，運動機能を考えた場合は避けたほうがよい．回内筋には円回内筋と方形回内筋があり，ボツリヌス施注を行う場合は円回内筋に行う．

5. 前腕回外

前腕回外は運動機能を考えた場合には，回内に比べて問題となる．紙をおさえる，タオルをたたむ，物をつまむ，ページをめくる，スプーンを使う，はしを操作する，字を書くなどのADLにおける様々な動作において，前腕回外は動作を困難にする．多くの場合は肘屈曲に伴う回外の増強を認めており，まずは上腕二頭筋に対するボツリヌス施注を検討する．肘屈曲を伴わない場合には，回外筋のみにボツリヌス施注を行う．

6. 肩伸展

歩行時に肘屈曲の緊張増加とともに肩が伸展して後方へ上肢が引っ張られ，歩行時に体幹が後方へ回旋してしまう患者がいる．この場合は，まず広背筋へのボツリヌス施注を試みる．肩甲骨の内転に対しては菱形筋への施注も有効である．菱形筋の緊張が著明で筋が浮き上がっている場合は容易であるが，そうでない場合は施注が困難であり，気胸のリスクがあるため，注意が必要である．広背筋は腋窩後面に広背筋外側縁があり，大きな筋肉でもあり施注が容易である．まずは広背筋への施注を勧める．

2―下肢

1. 股関節内転（図 3-4）

他動的関節可動域の観点からは，股関節内転の痙縮があると，おむつ交換，下肢の更衣が困難となる．よって股関節内転筋の痙縮軽減により，ADL 介助の負担軽減が可能である．

運動機能の観点からは，股関節内転の痙縮により，歩行時ははさみ足となる．脳性麻痺の両麻痺患者では，典型例では股関節内転，股関節屈曲，膝関節屈曲痙縮を認め，歩行時のはさみ足が著明となる．この場合は，長内転筋のみならず，大内転筋，内側ハムストリングスにボツリヌスを施注する．股関節内転に関しても長内転筋のみではなく，大内転筋にも施注することを勧める．

股関節内転に対しては，5%フェノールによる閉鎖神経ブロックも良い適応となる．特に痙縮が強い例では，閉鎖神経をブロックするために良好な効果が得られる．

2. 股関節屈曲

脊髄損傷の患者において，車椅子座位の際に股関節屈曲の痙縮の増強により座位が不安定となる場合がある．脳性麻痺の場

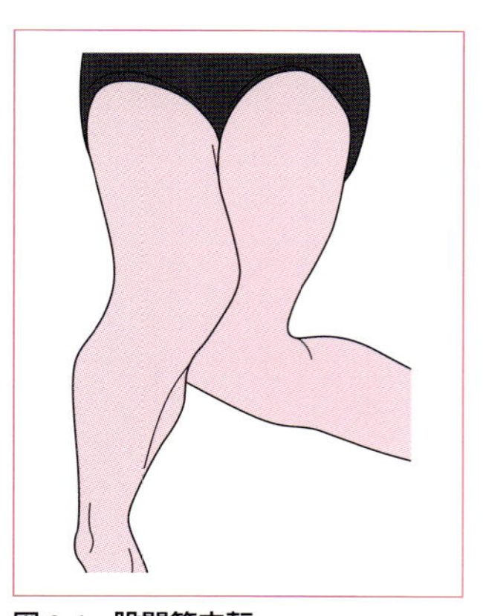

図 3-4　股関節内転

合，多くは股関節内転を伴うことが多く，その場合は長内転筋，大内転筋への施注で改善する場合がある．股関節屈曲が強い場合には，腸腰筋への施注を検討する．

3. 膝屈曲

いわゆるハムストリングスを構成する半腱様筋，半膜様筋，大腿二頭筋長頭・短頭が関与する．腓腹筋は二関節筋であり，足関節の底屈とともに膝の屈曲に働く．尖足を伴う膝屈曲の場合には，後の尖足の項で説明するが，膝屈曲位と膝伸展位での腓腹筋の緊張を評価することが重要である．

4. 内反尖足（図 3-5）

内反尖足により歩行時に装具内で踵が浮いてしまう（active function），足部外側に胼胝（たこ）ができて痛みがある（pain）場合には治療の適応となる．また足関節底屈の筋緊張により歩行時の足関節の動きが制限される場合（active function）にも適応となる．

足関節底屈筋には腓腹筋とヒラメ筋がある．腓腹筋は前述したように二関節筋であり．足関節と膝関節の二関節にかかる．よって腓腹筋の緊張の増加，短縮がある場合は，膝屈曲位とすると他動的な筋緊張，MAS の軽減，関節可動域の増加を認める．一方，ヒラメ筋の緊張や短縮は膝の角度によって変化しな

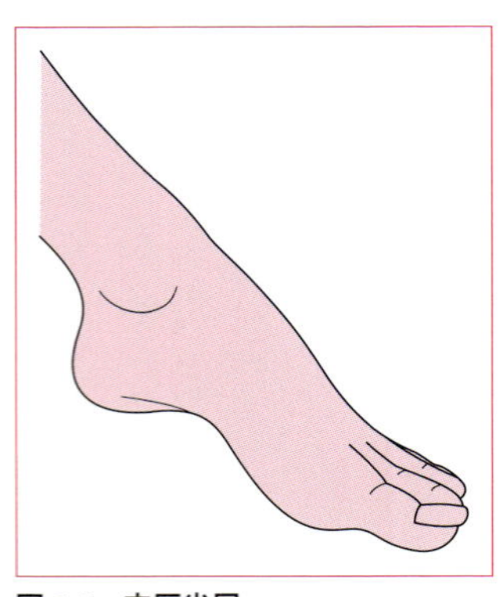

図 3-5　内反尖足

いのが特徴である．これにより同じ尖足位であっても，どちらの筋の緊張が影響しているかを評価し，ボツリヌスの量を適切に調整することが必要である．

内反に関しては，後脛骨筋へのボツリヌス施注が第一選択である．足関節背屈運動を認める例では，前脛骨筋の過剰な筋活動により内反が起こる場合がある．その場合には前脛骨筋へのボツリヌス施注の適応となるが，強くブロックすることにより足関節背屈が困難となるため，ボツリヌスの量などの調整や装具の併用を検討することが必要となる場合がある．また長母趾伸筋も足関節の内反を起こす．母趾の伸展とともに足関節の内反が生じる例では，長母趾伸筋へのボツリヌス施注を行う．

長母趾屈筋，長趾屈筋の収縮によっても内反が生じる．足趾の屈曲を伴う場合には，これらの筋群へのボツリヌス施注により，内反も改善する．

5. 足趾屈曲（図 3-6）

足趾の屈曲（curling）により，歩行時の痛みが出現する．痛み刺激は痙縮を増強させるとともに，屈曲反射（逃避反射）を引き起こすので，痛みの改善により歩行機能の改善，痙縮の改善が見込まれる．足趾屈曲には，母趾，第 2 趾の屈曲には長母趾屈筋，第 2～5 趾の屈曲には長趾屈筋へのボツリヌス施注を行う．MP からの屈曲を伴う強い屈曲がある場合には，短趾屈

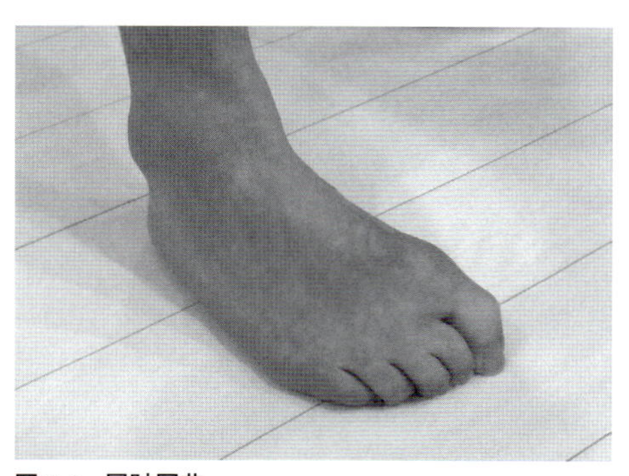

図 3-6　足趾屈曲

筋にも施注を検討する．足趾が重なり，爪で隣接する足趾を傷つけて痛みが生じる場合には，骨間筋への施注も有効である．

（藤原俊之）

4
ボツリヌス療法

1—ボツリヌス療法の原則

ボツリヌス毒素は神経終末におけるアセチルコリンの放出をブロックすることにより，筋収縮を抑制する．効果の発現には1～2週間を要する．

フェノールなどの神経破壊剤とは異なり，神経を破壊することはなく，またアセチルコリン作動性の神経のみに働くことで感覚障害，しびれの出現の心配も少ないため，神経近傍の深部筋にも使いやすいという利点がある．

フェノールブロックの場合には，神経筋接合部に，より選択的に施注させる必要がある．施注量は1カ所につき0.1～0.2 mlと少量に留め，少し場所をずらして3～4回繰り返し，注入量は一つの筋で0.2～3 ml程度とする．

ボツリヌス毒素の場合は，筋内に広く浸潤させる必要がある．よって，ある程度の分量を注入する必要があり，筆者の場合は上肢，頚部筋では100単位を生理食塩水4 mlで溶き，下肢では4～5 mlで溶くようにしている．

ボツリヌス療法の要件として，講習を受けた医師で，本剤の安全性および有効性を十分に理解し，高度な解剖学的知識，筋電図測定技術および本剤の嗜好手技に関する十分な知識・経験のある医師が行うことと定められている．このため，ボツリヌス療法を行う医師は筋電図が施行できるようにしておくことが必要である．

一般的には，表在筋は解剖学的メルクマルクに従って施注が可能であるが，深部筋は筋電図，電気刺激，超音波を用いることが必要である．表在筋においても電気刺激や超音波を用いない場合には，薬液が正確に筋内に注入されていない確率が高いので，ガイドを用いることが推奨される．

2―薬剤調合

生理食塩水で溶解して用いる．ボトックス 1 バイアルに 100 単位入っており，上肢の場合には通常，生理食塩水 4 ml で溶解する．下肢の場合は筋の面積が広いので，5 ml で溶解することもある．

①シリンジに生理食塩水 4 ml を吸う．

②バイアルに針を刺し，生理食塩水を注入する．この際，バイアル内は陰圧となっているため，そのままでは勢いよく生理食塩水が注入され，泡立ってしまう．バイアルを傾け側面をつたわせて，シリンジを調整しながら，ゆっくり泡立てないように生理食塩水を注入する（**図 4-1**）．

③注入後は針をバイアルに刺したままで，シリンジを針から抜き（**図 4-2**），バイアル内に空気を入れる．

④かるく，ゆっくりと 2 ～ 3 回攪拌する．

⑤シリンジにエアを少し吸った後に，バイアルに刺さった状態の針にシリンジを付ける．

⑥エアを入れた後，バイアルを逆さにして（**図 4-3**），溶解した薬液をシリンジで吸う．エアを入れてあるため自然とシリンジ内に薬液が入ってくるため，かるく引きながら薬液を吸う（**図 4-4**）．

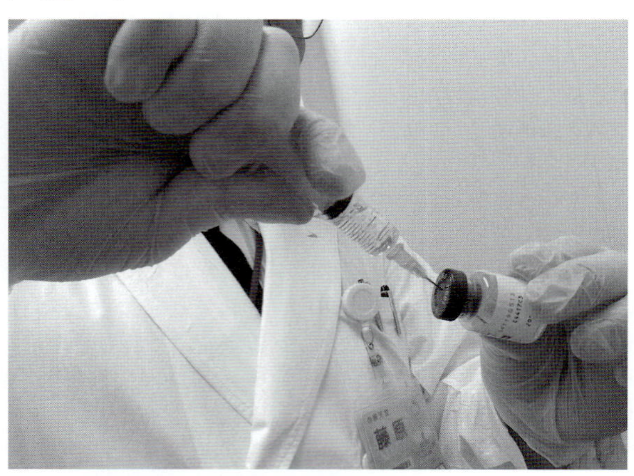

図 4-1　薬剤調合①：生理食塩水を注入する

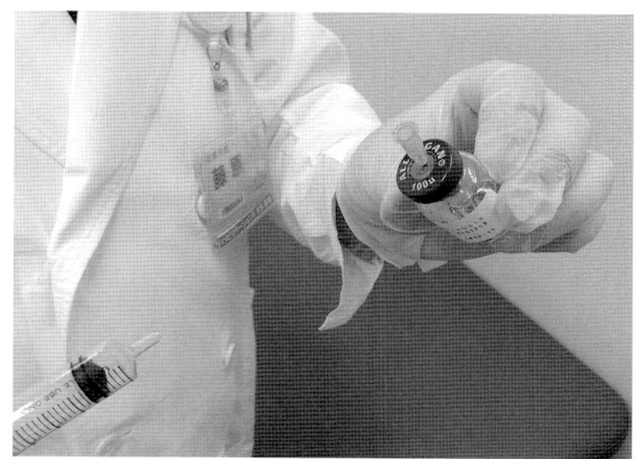

図 4-2　薬剤調合②：シリンジを針から抜く

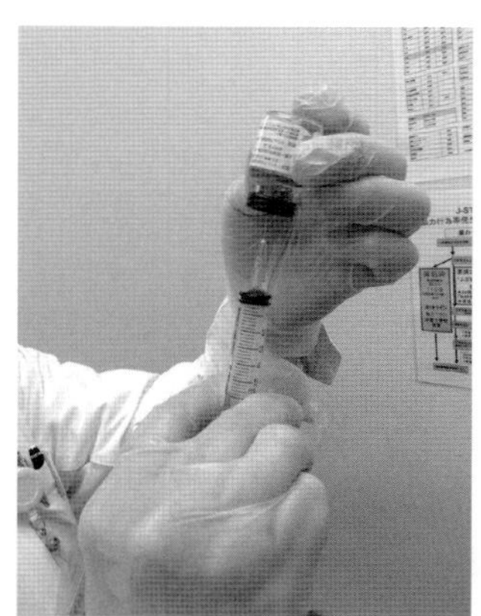

図 4-3　薬剤調合③：バイアルを逆さにする

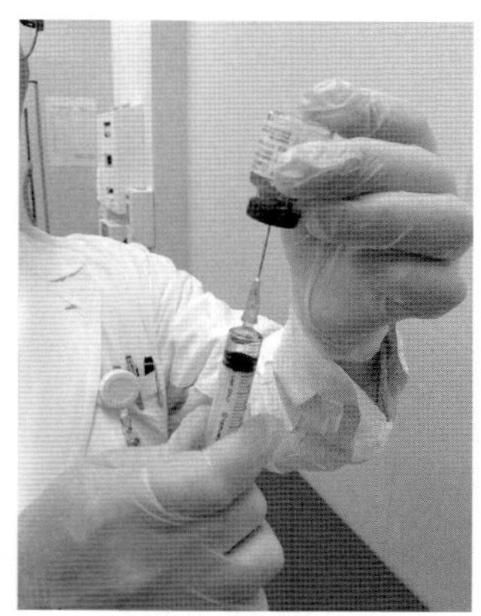

図 4-4　薬剤調合④：薬液をシリンジで吸う

3―筋同定法

1. 電気刺激による筋同定法

注入用針電極と刺激装置を用いる．現在，刺激装置には様々な製品が市販されている（**図 4-5**）が，筋電図の機械があれば，電気刺激は可能である．

まず標的とする筋肉に針電極を挿入し，1~2 mA で刺激を行う．筋肉内には神経筋接合部が密集している箇所があり，これは“モーターポイント”と呼ばれる．モーターポイントでは弱い刺激でも大きな収縮が得られる．モーターポイントは筋膜直下の筋表面に多く存在する．フェノールブロックの際にはモーターポイントに少量施注することにより，運動神経の分枝のみをブロックすることが可能であり，感覚神経を障害することなく，痺れや痛みなどのリスクを減らすことができる．ボツリヌス施注においては，ボツリヌスを筋膜内の筋内に広く浸潤させることが重要であるため，筋収縮が最も強くなるモーターポイントから，少し針を筋内に進めて注入するのがよい．モーターポイントでは筋膜の直下であるので，針先が筋内に十分挿入されておらず，注入した薬液が筋膜外に漏れる可能性がある．

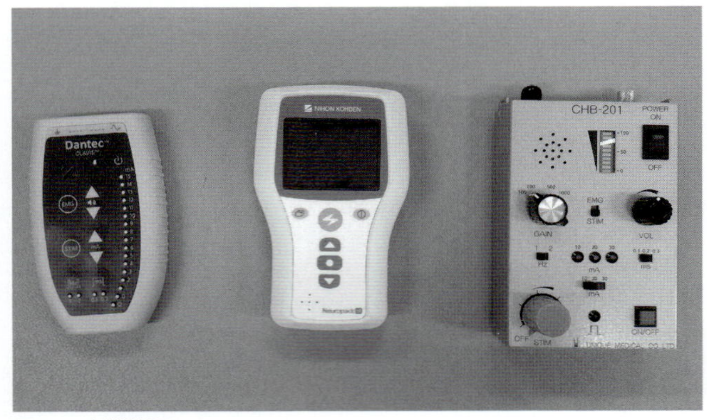

図 4-5　刺激装置

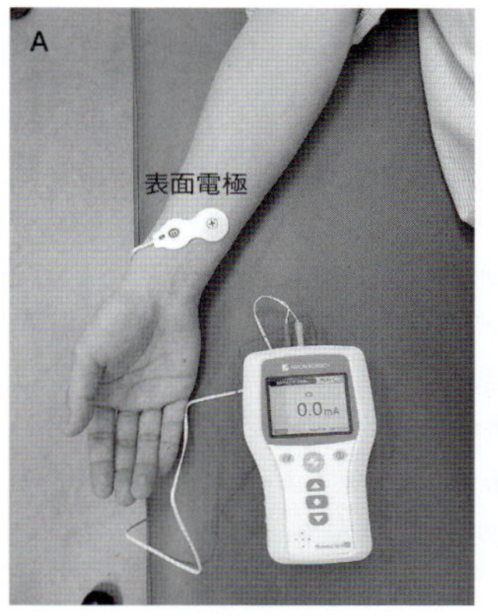

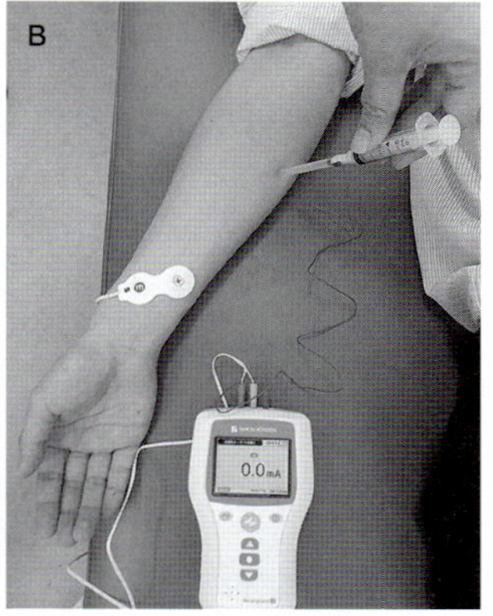

図 4-6　電気刺激による同定

●電気刺激法の実際

〔刺激の設定〕

刺激持続時間：0.2 ms

電極：市販されている薬液注入電極はいわゆる単極電極である．よって皮膚表面に不関電極を設置する（**図 4-6 A**）．刺激は針電極より行われる（**図 4-6 B**）．

刺激強度：1〜2 mA で刺激する．最初は少し強めの刺激で探し，筋が同定できたら，1~2 mA で最適部位を同定する．意識としては，最大収縮の得られたところから少し針先を進める．針電極の操作においては必ず手袋を装着する．

1% lidocaine によるトライアルブロック

ボツリヌス療法に先立ち，標的筋のブロックにより，実際にどの程度望んだ効果が得られるかを判断するために，1% lidocaine によるトライアルブロックを行う場合がある．特に下肢の腓腹筋や大腿四頭筋への施注では，筋緊張を弱めすぎると膝折れが強くなり，かえって歩行が不安定になる場合がある．このため，トライアルブロックにより，どの程度ブロックすればよいかの見当を付けるとよい．

2. 筋電図

携帯型の電気刺激装置で，筋電図の波形が示される物や，筋電の音が示されるものがある．電気刺激と同じ薬液注入針電極を用いることにより可能である．

痙縮が強く，常に持続的に収縮している場合や，痙性斜頚などの際には，針筋電図で実際に持続的に収縮している筋を探索しながら，過活動を認めている筋に施注する．筋が持続的に収縮している場合には，電気刺激による収縮がわかりづらいので，針筋電図を用いたほうが筋の同定が容易である場合がある．しかしながら，その筋活動が標的筋のものであるかどうかは，解剖学的知識に基づき，針電極の挿入部位による．このため，筋電図検査にあたっては，筋電図技術とともに確固たる解剖学的知識が必要とされる．

記録電極である薬液注入針電極は単極電極であるため，基準電極を表面電極で置く必要がある．記録電極と基準電極の間の電位差が筋電図として記録される．よって針電極は筋腹に刺入し，基準電極は腱部におく belly-tendon 法を用いると筋電波形がきれいに記録できる．基準電極を離れた場所に置きすぎると，その間にある他の筋の筋電（遠隔電位）を拾ってしまうため，注意が必要である．また刺激のみの場合は，アースの設置は必要ないが，筋電図の記録に際してはアースを置く．

筋電の設定としては感度は 200 μ～1 mV /div，掃引時間（筋電図の横軸の 1 メモリ）は 50 m s/div とすると見やすい．

3. 超音波

超音波装置は筋の位置を視覚的に確認することができ，筋膜内に薬液が浸潤していく様子も確認できるので有用である．しかも針電極による電気刺激と違い，筋の同定に痛みが少ないのが利点である．筋エコーの輝度により，筋の変性を評価したり[1)]，最近では Elastography により筋硬度の測定も判定量的に可能となっている[2)]．

一般的に筋の変性が進んだ状態では非反射性の stiffness の要素があり，ボツリヌスによる効果は低くなると考えられる．筋エコーによる輝度の評価には Heckmatt Scale（**表 4-1**）がある．

表 4-1 Heckmatt scale

Grade I	正常
Grade II	筋エコー強度は増強，骨エコー強度は明確
GradeIII	筋エコー強度は著明に増強，骨エコー強度は減少
Grade Ⅳ	筋エコー強度は非常に高く，骨エコー強度は消失

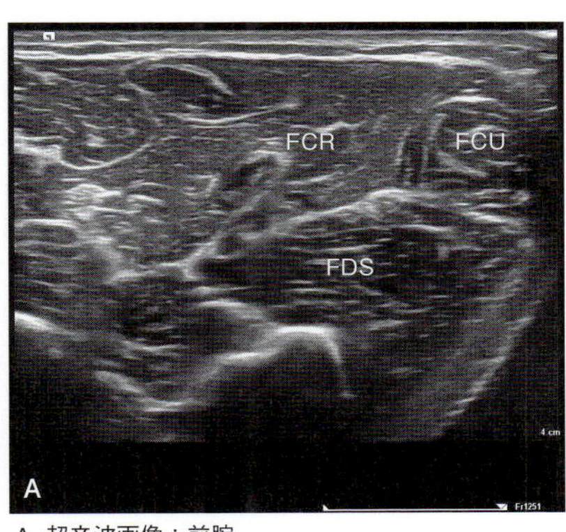

FCR：橈側手根屈筋
FCU：尺側手根屈筋
FDS：浅指屈筋

A. 超音波画像：前腕

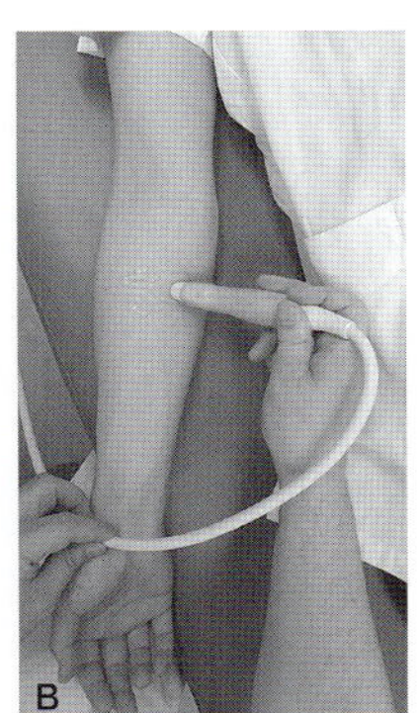

B. プローブのあて方

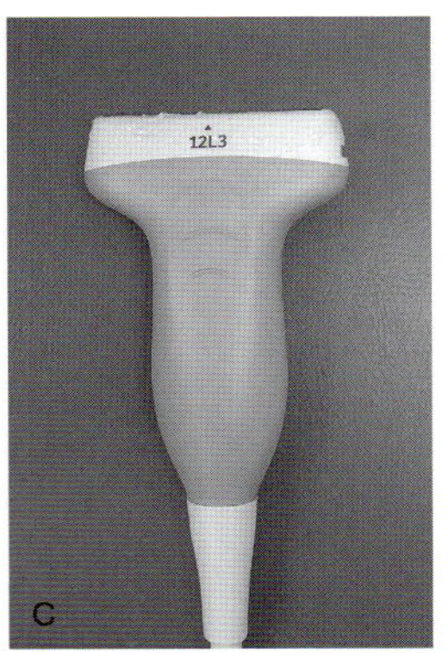

C. リニア型プローブ

図 4-7 前腕部の筋エコー

●筋エコーの実際

筋エコーの測定（**図 4-7**，**図 4-8**）は，通常の超音波装置で可能である．プローブはリニア型を用いる（**図 4-7 a**）．7〜

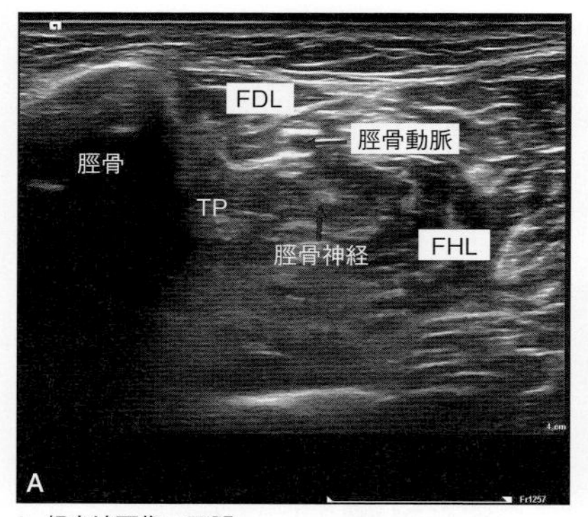

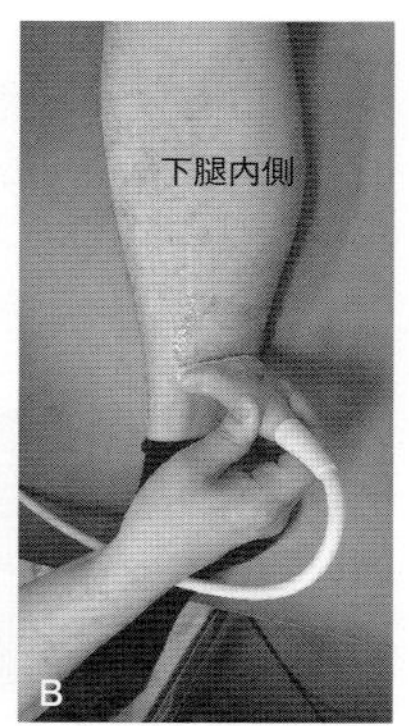

A. 超音波画像：下腿
TP：後脛骨筋，FHL：長母趾屈筋，FDL： 長趾屈筋

図 4-8　下腿部の筋エコー

8 MHz 以上であれば筋・末梢神経ともに観察可能であるが，高周波数のプローブを用いると微細な構造も確認可能である．

プローブは皮膚に垂直にあて（**図 4-7 B**，**図 4-8 B**），少し押し付けるように固定する．解剖学的に同定するとともに，標的筋を他動的に動かし，筋を同定する．浅指屈筋であれば，PIP の屈曲，深指屈筋であれば DIP の屈曲を行う．

4—施注部位[3)]

ここでは，各筋の作用と挿入部位を示す．なお，使用単位の目安は付録 1（105 頁）にまとめている．

1. 大胸筋（図 4-9）

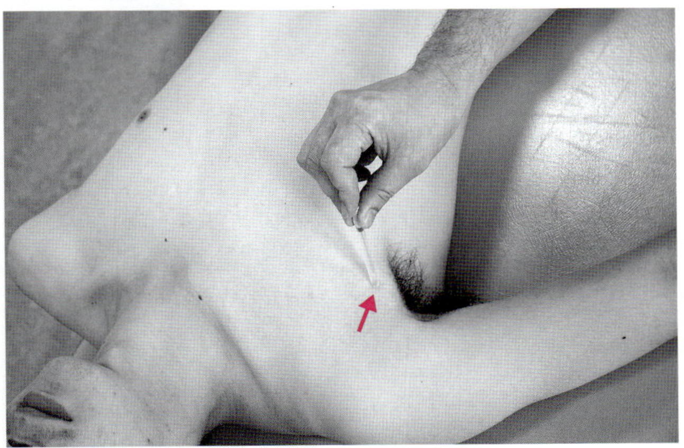

図 4-9　大胸筋

- 作用：上腕水平内転．
- 挿入部位：仰臥位で前腋窩襞．

2. 広背筋（図 4–10）

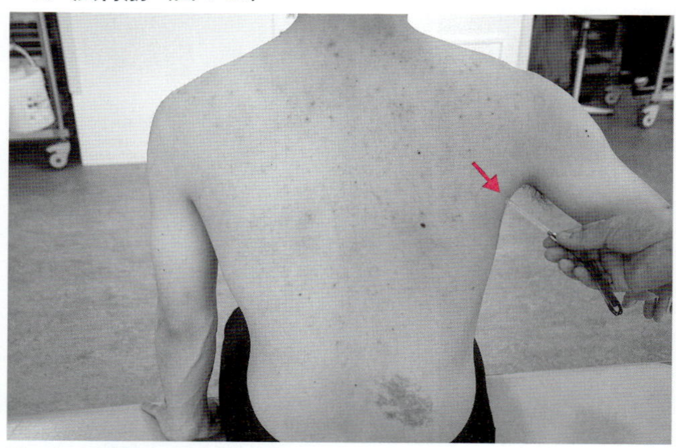

図 4-10　広背筋

- 作用：上腕内旋，内転，伸展.
- 挿入部位：後腋窩襞にそって 2–3 横指下方.

3. 上腕二頭筋（図 4-11）

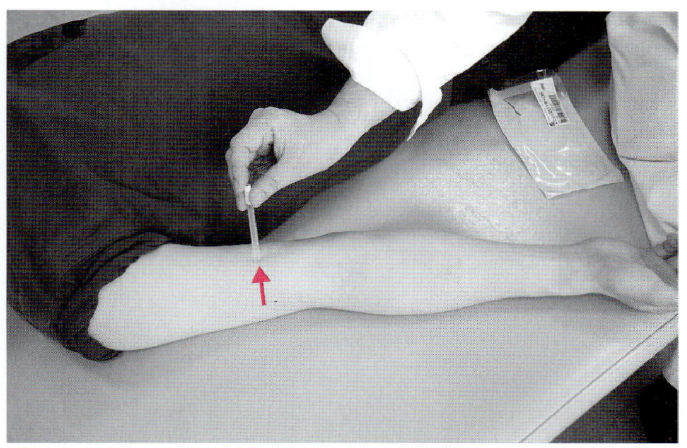

図 4-11　上腕二頭筋

- 作用：肘屈曲，前腕回外.
- 挿入部位：上腕中央の筋腹.

4. 腕橈骨筋（図 4–12）

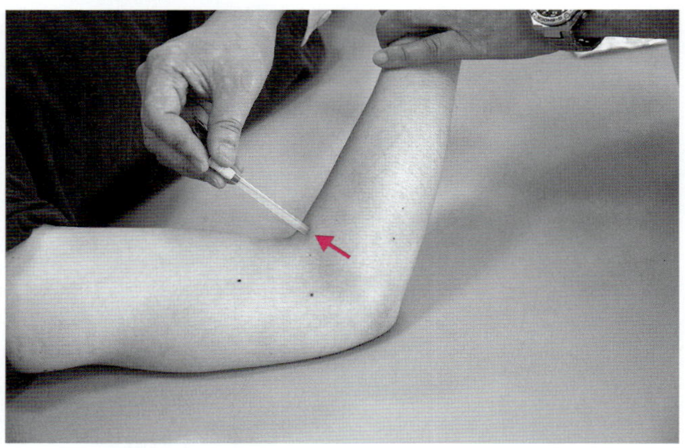

図 4-12　腕橈骨筋

- 作用：前腕中間位での肘屈曲.
- 挿入部位：前腕中間位で肘屈曲時に上腕骨外顆の高さで上腕二頭筋腱と上腕骨外踝の間.

5. 上腕筋

- 作用：前腕回内位での屈曲.
- 挿入部位：上腕二頭筋腱の外側.

6. 橈側手根屈筋（図 4-13）

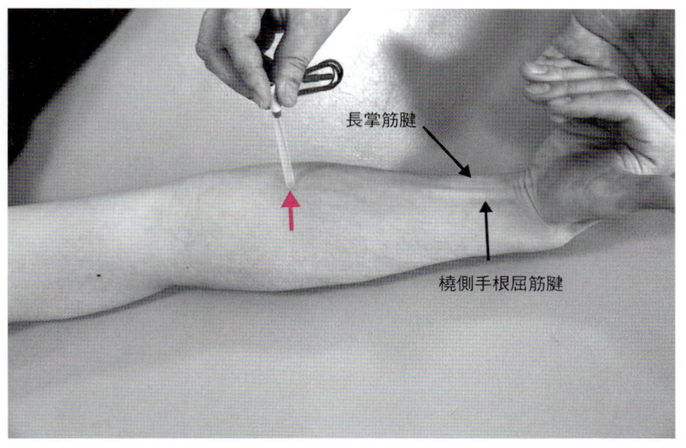

図 4-13　橈側手根屈筋

- 作用：手関節屈曲，橈屈.
- 挿入部位：内側上顆と上腕二頭筋腱の中点から 3-4 横指遠位部.

※針電極が深すぎると浅指屈筋の中に入る.

7. 長掌筋

- 作用：手関節屈曲・中手指節関節（MP）屈曲.
- 挿入部位：橈側手根屈筋の尺側.

※尺側に寄りすぎると，尺側手根屈筋に入ってしまう．深すぎると浅指屈筋に入ってしまう.

8. 尺側手根屈筋（図 4-14）

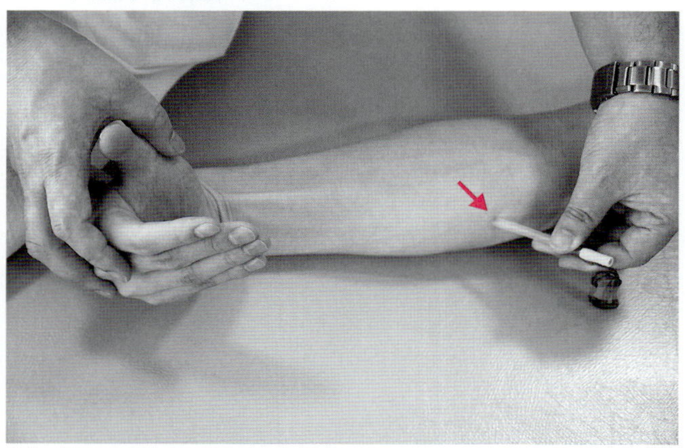

図 4-14　尺側手根屈筋

- 作用：手関節屈曲，尺屈.
- 挿入部位：前腕近位部 1/3 の高さで，尺骨縁より 2 横指橈側.

※針電極が深すぎると深指屈筋に入る.

9. 浅指屈筋（図 4-15）

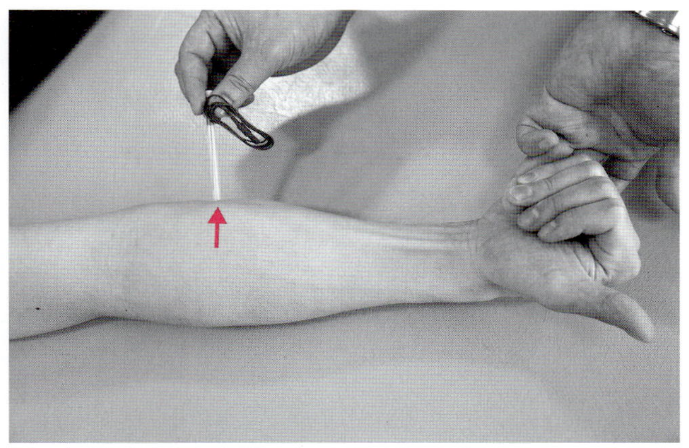

図 4-15　浅指屈筋

- 作用：近位指節間関節（PIP）屈曲.
- 挿入部位：橈側手根屈筋と尺側手根屈筋の間で，長掌筋より深部.

※橈側に寄ると橈側手根屈筋の下になるので，深く挿入しなくてはならない．このため，橈側手根屈筋と尺側手根屈筋の間から挿入したほうが容易に電極を挿入できる.

10. 深指屈筋（図 4–16）

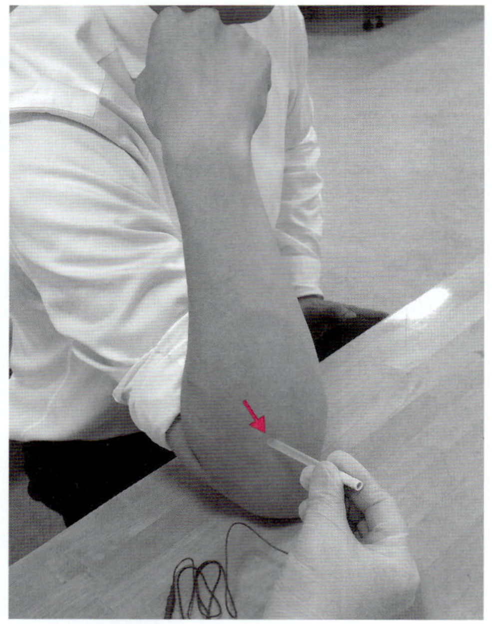

図 4-16　深指屈筋

- 作用：第 2〜5 遠位指節間関節（DIP）屈曲.
- 挿入部位：肘屈曲，前腕回外位で肘頭より 4 横指の位置で背側より尺骨外側縁に沿わせて挿入する．尺骨神経支配筋が浅層にあり，正中神経支配筋が深層にある.

※浅指屈筋挿入部位より，浅指屈筋を超えて深部に針を進めることによっても挿入可能である.

11．円回内筋（図 4-17）

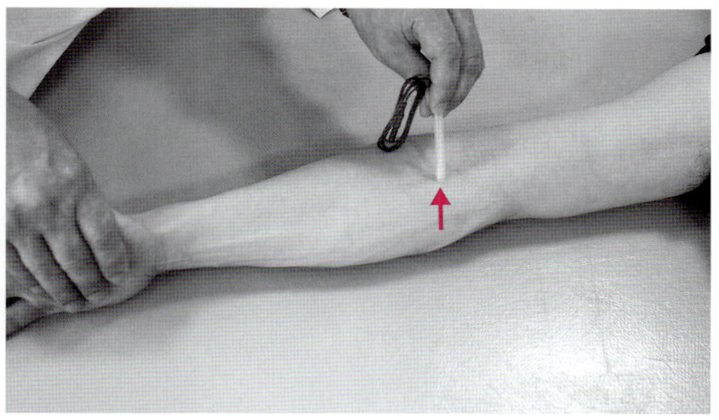

図 4-17　円回内筋

- 作用：前腕を回内する．
- 挿入部位：上腕骨内側上顆と上腕二頭筋を無結んだ線の中点から 2 横指遠位部．

※橈側手根屈筋挿入部より近位に挿入．深く挿入すると浅指屈筋に挿入される．

12. 長母指屈筋（図 4-18）

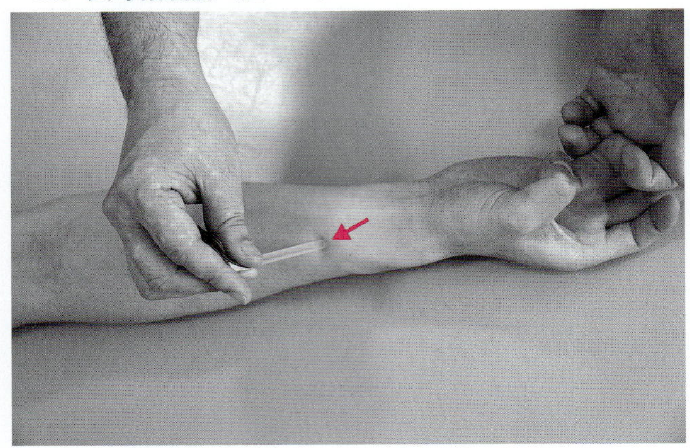

図 4-18　長母指屈筋

- 作用：母指の指節間関節（IP）屈曲.
- 挿入部位：前腕中央～遠位 1/3 の間で橈骨掌側の橈骨内側縁.

13. 母指内転筋（図 4-19）

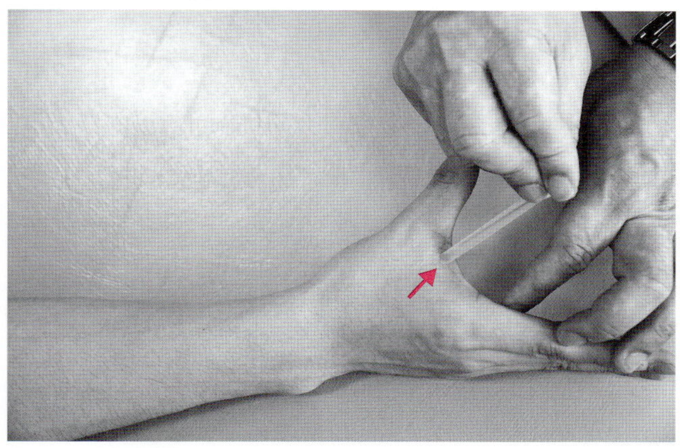

図 4-19　母指内転筋

- 作用：母指内転.
- 挿入部位：第 1 指間のいわゆる web（水かき部）に針を挿入する．針電極が背側に寄りすぎると第 1 背側骨間筋に挿入される.

14. 虫様筋・掌側骨間筋（図 4–20）

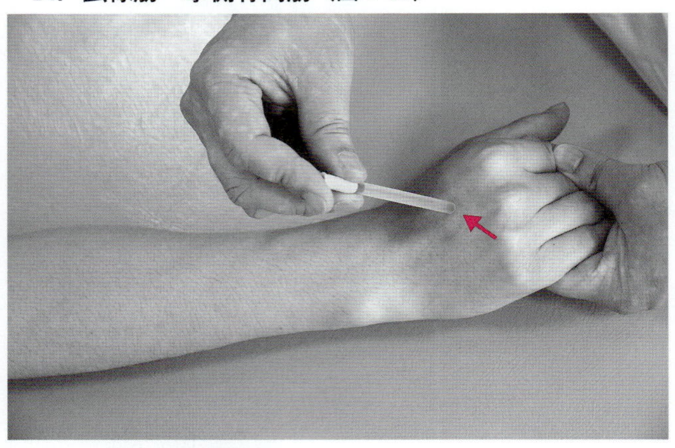

図 4-20　虫様筋・掌側骨間筋

- 作用：MP 関節屈曲.
- 挿入部位：背側より中手骨間.
  第 1 掌側骨間筋　第 2 中手骨尺側.
  第 2 掌側骨間筋　第 4 中手骨橈側.
  第 3 掌側骨間筋　第 5 中手骨橈側.

15. 腓腹筋（図 4-21）

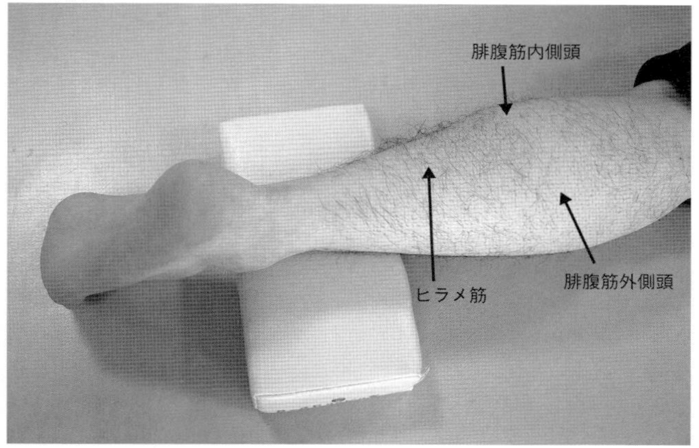

図 4-21　腓腹筋，ヒラメ筋

- 作用：足関節底屈．二関節筋であり膝の屈筋としても働く．膝伸展位では足関節背屈可動域制限があるが，膝屈曲位では弛緩するので，足関節背屈可動域制限が改善する場合には，腓腹筋の緊張，または短縮が原因である．
- 挿入部位：内側頭，外側頭の二つがある．どちらも筋腹は容易に触れる．膝窩皮線より 5 横指遠位部を目安とし，内側と外側にそれぞれ打ち分ける．

16. ヒラメ筋（図 4-21）

- 作用：足関節底屈．
- 挿入部位：アキレス腱の近位で腓腹筋内側頭と外側頭の間を目安に挿入する．腓腹筋より深部に存在する．

17. 後脛骨筋（図 4-22）

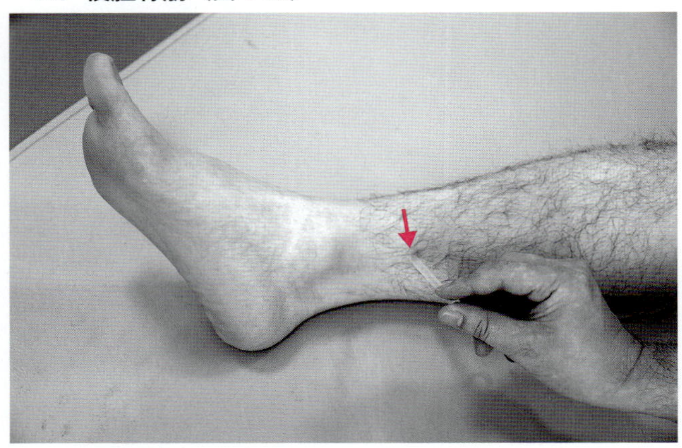

図 4-22　後脛骨筋

- 作用：足関節内反.
- 挿入部位：脛骨内側縁より 1 横指後方から脛骨の後ろから脛骨の裏に向かって斜めに挿入する．手前に長趾屈筋がある.

18. 長趾屈筋

- 作用：足趾の屈曲.
- 挿入部位：**図 4-22** の後脛骨筋挿入部位と同じ位置でやや後方よりの浅い位置に挿入する.

※遠位で挿入しずらい時は，脛骨中央部に近い近位部に針を挿入する.

19. 長母趾屈筋（図 4–23）

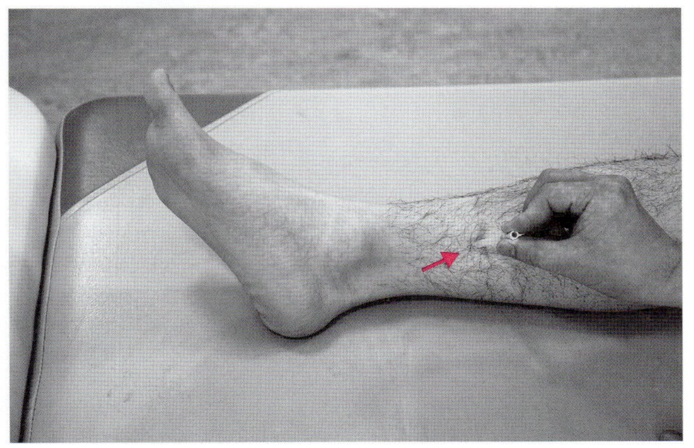

図 4-23　長母趾屈筋

- 作用：母趾と第 2 足趾の屈曲.
- 挿入部位：**図 4–22**（48 頁）の後脛骨筋挿入部位と同じ位置で，針先を後方に向けて刺入する.

※電極が前方に寄りすぎると，長趾屈筋の中に挿入される.

20. 短趾屈筋（図 4-24）

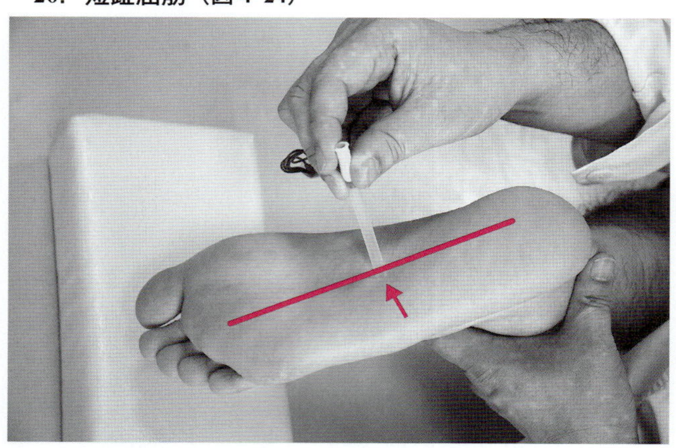

図 4-24　短趾屈筋

- 作用：足趾を底屈.
- 挿入部位：第 3 中足骨頭と踵骨を結んだ中間点に挿入する. 足趾の curling が強い場合，長趾屈筋のみでは効果が弱い時に追加する.

21. 前脛骨筋

- 作用：足関節背屈と同時に内反作用もある.
- 挿入部位：脛骨粗面より 4 横指遠位部で，脛骨陵の外側.
- 歩行時の内反が強い患者では，遊脚期の前脛骨筋の活動により内反して，そのまま接地している患者がいる. その場合には前脛骨筋にもブロックを行うと内反が減少する. 強くしすぎると，足関節背屈が弱まるので注意が必要である.

22. 長内転筋・大内転筋（図 4-25）

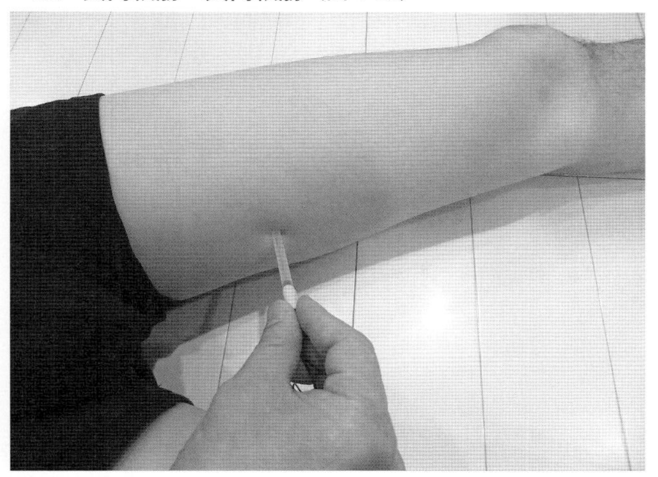

図 4-25　内転筋

- 作用：股関節内転.
- 挿入部位

長内転筋；恥骨結節から起こる筋腱を蝕知し恥骨結節から 4 横指遠位部の筋腹に挿入.

大内転筋；恥骨結節と大腿骨内側上顆の中間に挿入.

23. ハムストリングス（図 4-26，27）

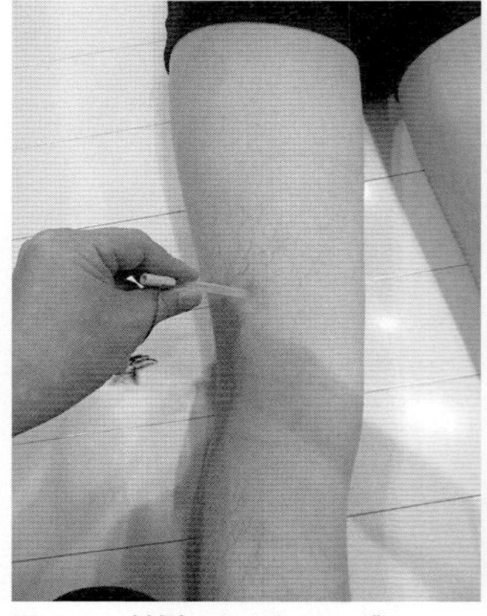

図 4-26　外側ハムストリングス

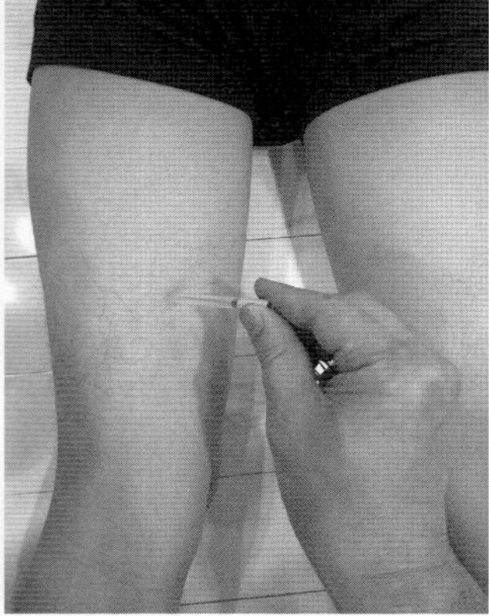

図 4-27　内側ハムストリングス

- 作用：膝関節屈曲.
- 挿入部位：
  大腿二頭筋長頭；腓骨頭と坐骨結節を結んだ線の中点に挿入する.
  半腱様筋；大腿骨内側上顆と坐骨結節を結んだ線の中点に挿入する.

24. 腸腰筋

- 作用：股関節屈曲.
- 挿入部位：鼡径部で大腿動脈の 2 横指外側で，鼡径靭帯より 1 横指下部.

■文献

1）Heckmatt JZ, Leeman S, etal：Ultrasound imaging in the diagnosis of muscle disease. J Pediatr 101：656–660, 1982.
2）Brandenburg JE, Eby SF, etal：Ultrasound elastography：The new frontier in direct measurement of muscle stiffness. Arch Phys Med Rehabil 95：2207–2219, 2014.
3）栢森良二監訳：筋電図のための解剖ガイド，第 3 版，西村書店，1997.

（藤原俊之）

5
髄腔内バクロフェン投与療法（ITB療法）

痙縮に対する髄腔内バクロフェン投与療法（intrathecal baclofen therapy；以下 ITB 療法）は，GABA-B 受容体アゴニストのバクロフェンを体内埋め込み型ポンプにより持続的に髄腔内に投与する治療法である．バクロフェンは脊髄後角の GABA-B 受容体に作用し，筋収縮に対し抑制的に作用して痙縮を軽減させると考えられている．

1―適応

1. 対象となる疾患と症状・状態

・脳・脊髄疾患に由来する重度の痙縮がある麻痺の患者．
・上記のなかでは疾患を問わない（脳血管障害，脳性麻痺，脊髄損傷，脊髄小脳変性症：痙性対麻痺など）．
・経口薬の効果がない場合．
・ボツリヌス療法や神経縮小術で限界がある広範囲な痙縮の場合．
・年齢制限はないが，3 歳以上が目安となる．
・ポンプ埋め込み手術が可能な体格で，身長 115 cm，体重 15 kg 以上が目安となる．
・各疾患の予後や全身状態を考慮して判断する．

2. ITB 療法の効果

歩行や起立，座位保持などの ADL・QOL の改善（**図 5-1**，**図 5-2**）が期待される．

また，痙縮に伴う筋の疼痛・不快感の軽減や，介助・介護負担の改善（衣服，入浴，導尿などの衛生面，車椅子移動など）がある（**図 5-1**，**図 5-2**）．

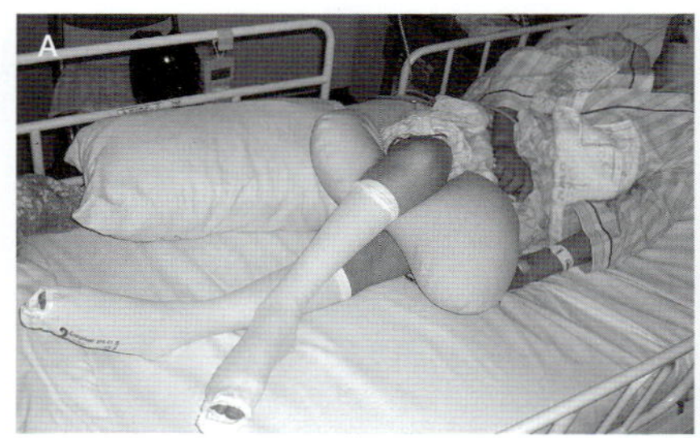
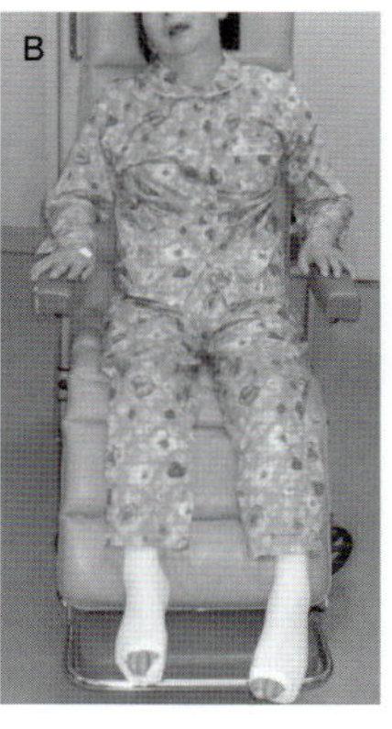

図 5-1　ITB 療法の効果（脳出血例）
A．脳出血後，四肢痙縮のため，着衣やおむつ交換が困難で車椅子乗車も不能であった．
B．ITB 療法術後，上下肢の痙縮が改善し，着衣やおむつ交換が容易になり，車椅子乗車も可能となった．

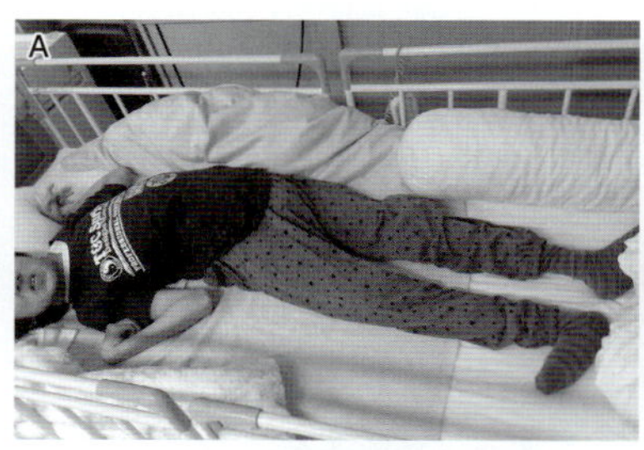
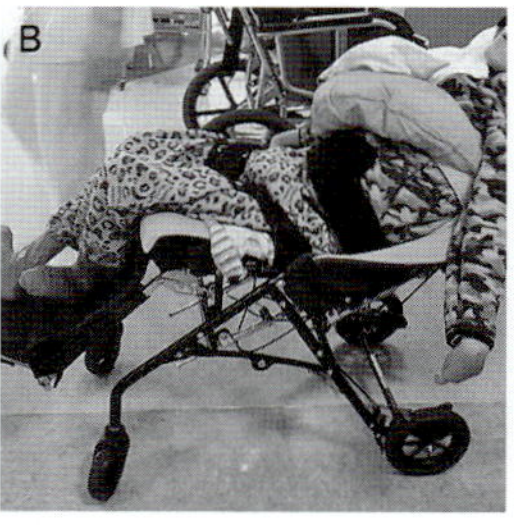

図 5-2　ITB 療法の効果（脳性麻痺例）
A．脳性麻痺による四肢痙縮や後弓反張があり，車椅子への乗車が不能であった．
B．ITB 療法術後，痙縮と後弓反張が減弱し，車椅子乗車も可能となった．

●ポイント

・症例ごとに，「何を目的にスクリーニングや ITB 療法を行うか」を明確にする．
・**ITB** 療法は麻痺の改善には効果はなく，痛みやしびれの治療でもないことを説明する．

2―スクリーニング

1. スクリーニングとは

腰椎穿刺で髄腔内にバクロフェンを髄注して痙縮の改善を評価する．スクリーニングにより，患者・家族がバクロフェンの効果を術前に体感・経験することができる．

この際，スクリーニングはポンプ埋め込み後の状態ではないことを患者・家族に説明する．リハビリテーションスタッフや介護者にもスクリーニング前後の評価を行ってもらうとよい．

2. 方法

①ギャバロン® 髄注 0.005％（1 ml）を使用する（**図 5-3 A**）．
② L3/4 または L4/5 間から 21～23 G 穿刺針で穿刺する．
③髄液のバックフローを確認して髄注する（**図 5-3 B，C**）．

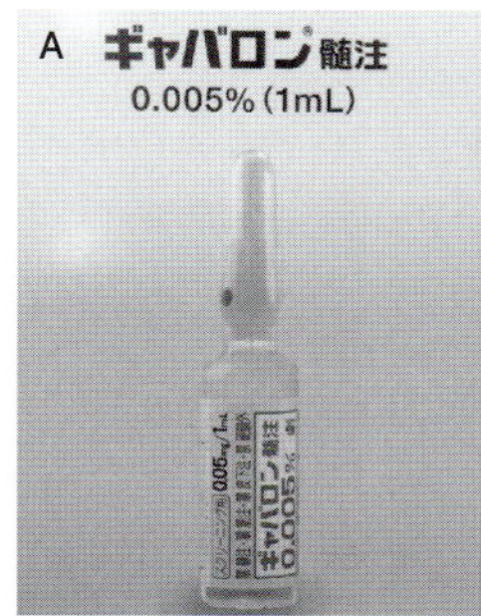

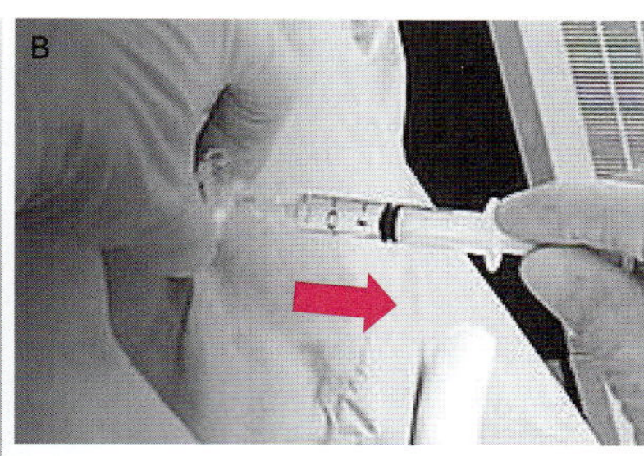

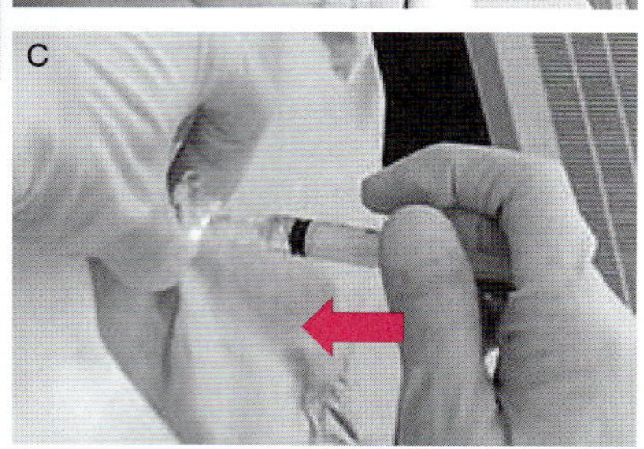

図 5-3　バクロフェンの髄注（スクリーニング）

④成人では 50 μg，小児では 25 μg（1/2 アンプル）を使用する．

⑤患者の体重，年齢，痙縮の程度により，成人では 25 μg，小児では 12.5 μg を投与することもある．

⑥十分な効果がない場合は 1 日以上あけて，12.5〜25 μg 増量してスクリーニングを再施行する．

⑦最大 100 μg まで増量可能である．

⑧髄注後 1 時間は臥床安静とし，その後は通常の生活をしてもらう．

3. 痙縮の経時的評価（図 5-4）

バクロフェン髄注後，通常は 4〜8 時間後に効果を判定するが，効果は経時的に変化する．また，患者の満足度も投与後の時間帯によって異なる．つまり A の時点が効果的である症例や，B あるいは C の時点が最適と感じる症例など様々である．どの時点が効果的であったかを経時的に評価することも重要である．

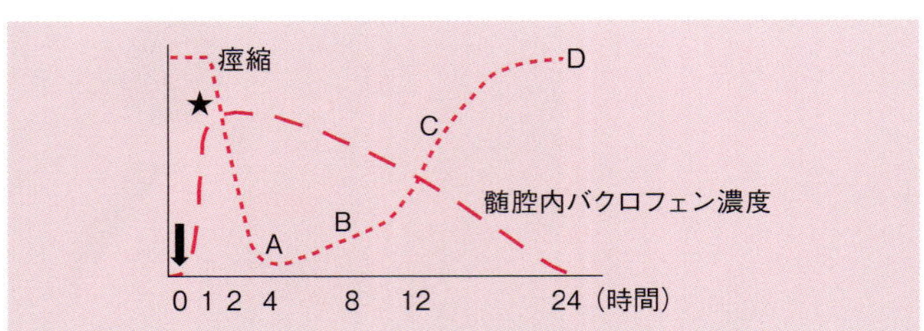

図 5-4　髄腔内のバクロフェン濃度の推移と痙縮の経時的変化のシェーマ
バクロフェン髄注（矢印）.
髄腔内のバクロフェン濃度は髄注後 1〜2 時間でほぼ最大に達する（★）.
痙縮に対する効果は約 2 時間後から出現し 4〜6 時間後にピークを迎える（A）.
効果は徐々に減弱し（B,C），24 時間後に効果はほぼ消失する（D）.

4. スクリーニングの合併症

頭痛や嘔気などの腰椎穿刺に伴う低髄圧症状と，一時的な排尿困難，尿閉が起こることがある．

●ポイント

・スクリーニングでバクロフェンの効果が最大になると，痙縮を利用してできた立位，歩行などの動作ができなくなり，患者は不安になることが多い．しかし，これらの症状はバクロフェンが痙縮に対して効果的である証拠であり，ITB 療法導入後，投与量の調節によって対応できることをスクリーニング前に説明する．

3—挿入・設置方法

スクリーニングでバクロフェンの効果が確認され，患者・家族の承諾が得られれば，ポンプ埋め込み手術を行う．術前に脊髄の MRI（特に腰椎）を撮影し，脊椎変性疾患をチェックしておくとよい．

1．準備する用具

図 5-5 に示すように，術前にアセンダカテーテルのセット（**図 5-5 A**），ギャバロン® のアンプル（**図 5-5 B**），ポンプと Huber 針（**図 5-5 C**），N'Vision®（**図 5-5 D**），0.22 μm の滅菌フィルターを準備する．

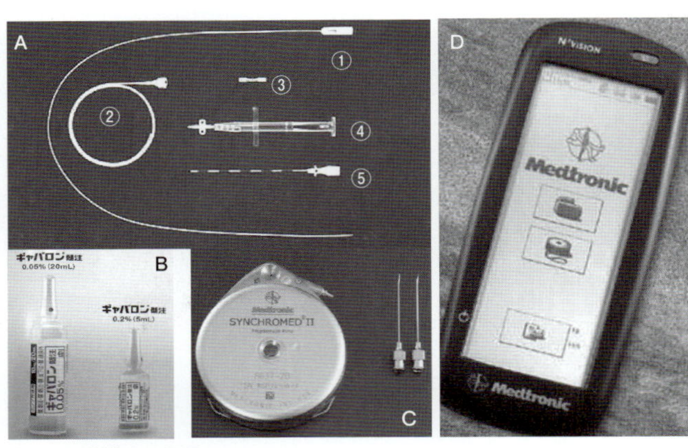

図 5-5　準備する用具
A．アセンダカテーテルのセット
　①脊髄側カテーテル（ガイドワイヤー入り）
　②ポンプ側カテーテル
　③コネクター
　④アンカーディスペンサー
　⑤腰椎穿刺針
B．バクロフェン髄注用アンプル（ギャバロン®0.05% 20 ml または 0.2% 5 ml）
C．ポンプ（シンクロメッドⅡ®）と Huber 針
D．N'Vision®

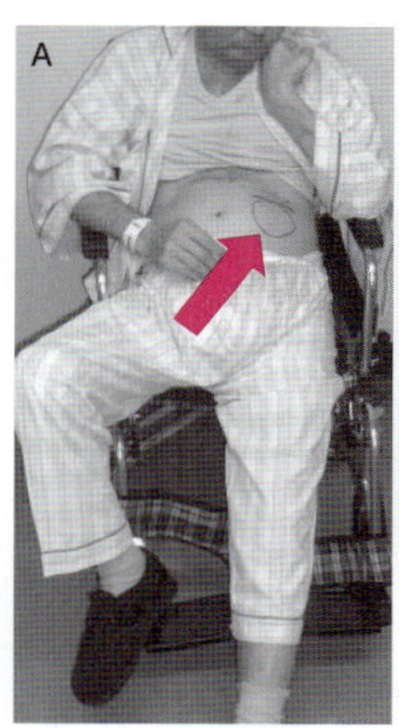

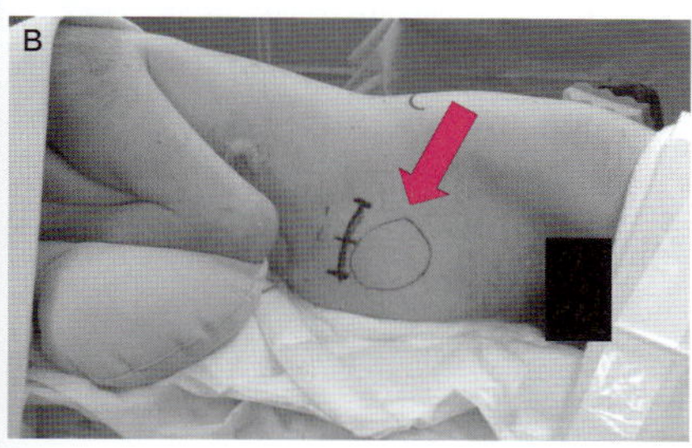

図 5-6　ポンプ位置の決定

2. ポンプ位置の決定

①術前に座位や臥位でポンプの模型を腹部に当て，位置を決める（**図 5-6 A**）.
②手術の体位である側臥位では，ポンプ留置の良好な位置は座位と異なる（**図 5-6 B**，矢印）.
③ポンプがズボンのベルトの邪魔にならないように考慮する.
④座位や歩行時にポンプが肋骨や骨盤に当たらないかを確認する.
⑤ ADL の制限がある患者では胃ろうやおむつの位置を考慮する.

3. ポンプの準備

①ポンプの lot 番号，ギャリブレーション定数を確認する.
② 22 G Huber 針でポンプ内の水を吸引（滅菌水約 15 ml を吸引）する.
③ 0.22 μm の滅菌フィルターを通してギャバロン® を 18 ml 注入（1 ml/3 秒以上）する.
④ 24 G の Huber 針を使用してアクセスポートを穿刺し，洗浄（1～2 ml）する.

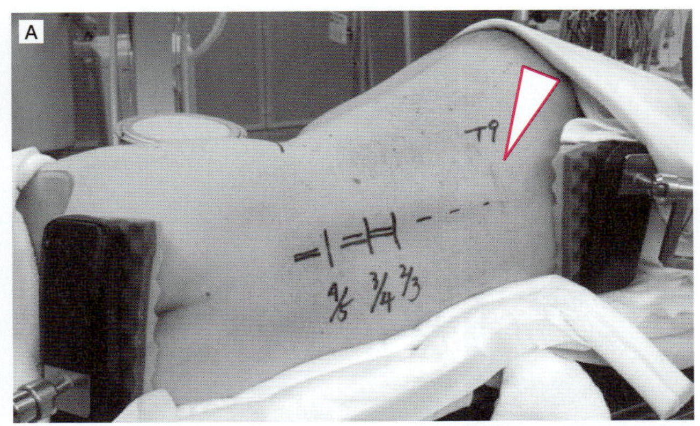

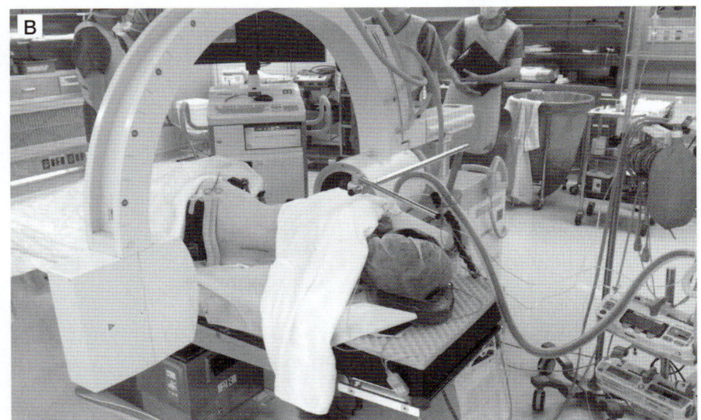

図 5-7　手術時のマーキングと体位

4. 手術体位

①全身麻酔で側臥位とし，ポンプ留置側を上にして体を固定する（**図 5-6 B**，**図 5-7 A**）.

②C アームを設置（**図 5-7 B**）し，透視下に脊髄レベルを確認する（L2/3 の傍正中穿刺が推奨される）.

5. カテーテル先端の位置

①あらかじめ目標となるレベルに 18 G 針をテープで固定し，

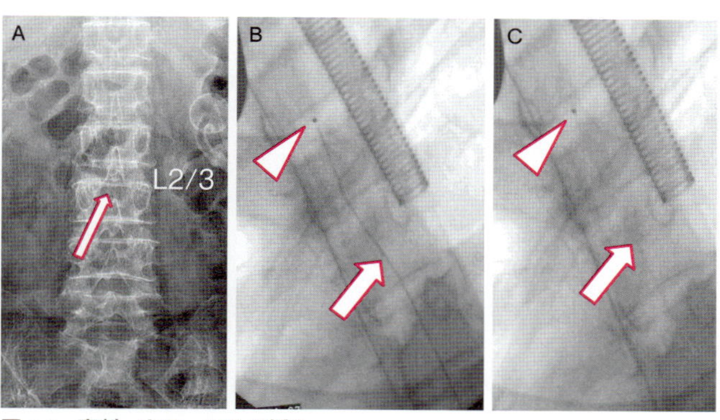

図 5-8　穿刺，カテーテルの挿入
A. L4 付近から L2/3 に向けて穿刺する（矢印）.
B. ガイドワイヤーによりカテーテルは明瞭に描出される（矢印）.
カテーテル先端には小さなマーカーがある（矢頭）.
C. ガイドワイヤーを抜くとカテーテルは不明瞭になる（矢印）.
カテーテル先端のマーカーを確認する（矢頭）.

マークを付ける（**図 5-7 A**，矢印）.
②下肢痙縮の改善を目的とした位置：T10-12 レベル.
③上肢を含めた痙縮の改善を目的とした位置：C5-T2 レベル.
④脳性麻痺や全身性のジストニアを目的とした位置：C1-4 レベル.

6. 手術（図 5-8～10）

アセンダカテーテルに代わり，従来のインデュラカテーテルに比べてカテーテルの固定・接続が非常に容易になった.

(1) 穿刺，カテーテル挿入

- 目標とする硬膜貫通部（L2/3）より 1～1.5 椎体下に 2～3 cm の傍正中縦を切開し，筋膜を露出する.
- 透視下に穿刺針先を L2/3 に向けて穿刺する（**図 5-8 A**，矢印）.
- 内筒を抜き髄液の逆流を確認し，髄腔内カテーテルを挿入する.
- 透視下にカテーテル先端が目標レベルより 1～2 椎体，頭側に進める（**図 5-8 B**）.

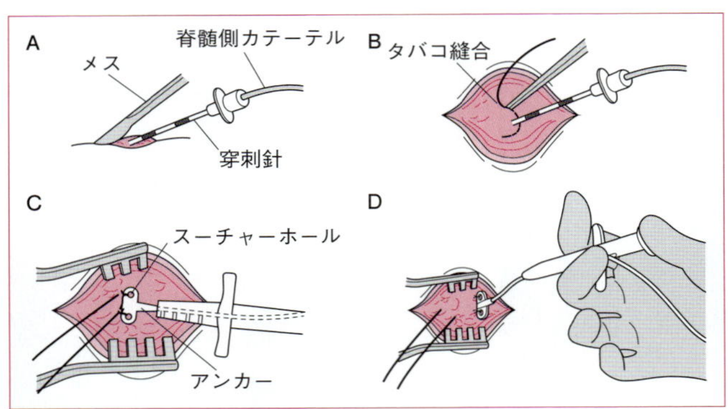

図 5-9　カテーテルの固定

●ポイント

- 操作中，絶対にカテーテルを引き戻したり，外筒を動かしたりしない（カテーテル切断の危険がある）．

(2) 背部ポケットを作成（カテーテル，ガイドワイヤーはそのまま）

- 穿刺針刺入部皮膚の前後を縦に追加切開し，傍脊柱筋筋膜を露出する（**図 5-9 A**）．
- 穿刺針の周囲にタバコ縫合の糸を留置する．まだ結紮しない（**図 5-9 B**）．

(3) 穿刺針とガイドワイヤーの抜去

- カテーテル先端の位置を確認する（**図 5-8 C**，矢頭）．
- 外筒とカテーテル内のガイドワイヤーをゆっくり抜去する．
- カテーテルから髄液流出を確認して，一時的にクランプする．

●ポイント

- カテーテル先端（図 5-8 B 矢頭と C 矢頭のマーカー）が目標レベルまで下がったら，カテーテルを保持しガイドワイヤーとカテーテルが一緒に抜けないようにする．

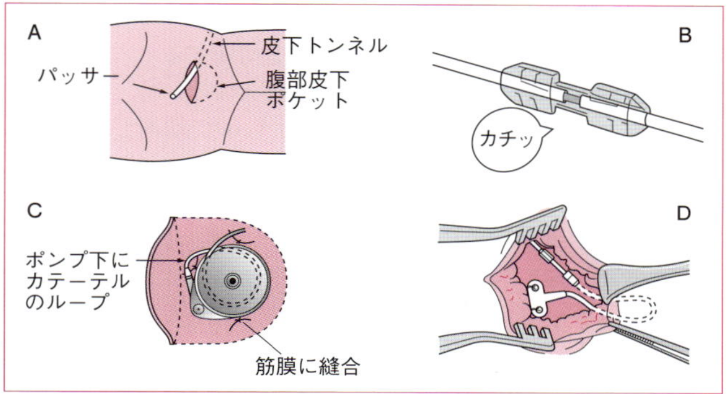

図 5-10　腹部ポケットの作成とカテーテルの接続

(4) カテーテルの固定

・アンカーディスペンサーにカテーテル先端を通す.

・アンカーの先端が筋膜に触れるまでゆっくり押す（**図 5-9 C**）.

・スーチャーホールを通してアンカーと筋膜を縫合する（**図 5-9 C**）.

・アンカーディスペンサーを持って引く，アンカーは自動的にスライドして外れる（**図 5-9 D**）.

・アンカーディスペンサーを取り外し，タバコ縫合を縛る.

・カテーテルから髄液流出を確認し，再びクランプする.

(5) 腹部ポケットの作成

・マーキングした腹部を切開し皮下ポケットを作成する（**図 5-10 A**）.

・線状切開より弓状切開のほうが，死腔が少なくポンプ固定の手技も容易である.

・ポンプ留置は通常，皮下に留置するが，小児や痩せた症例では筋膜下が推奨される.

(6) 側腹部皮下トンネルの作成とカテーテルを接続

・脊髄側から腹側に向かってパッサーを通し皮下トンネルを作成する（**図 5-10 A**）.

・ポンプ側カテーテルをパッサーに通し，腹部から背部ポケットへ導く.

・ポンプ側カテーテルがポンプ下で1～2回巻けるように（**図5-10 C**）余裕を残して，カテーテルを切断する．
・ポンプ側カテーテルをコネクターに挿入する．
・脊髄側カテーテルをアンカーから約5 cmで切断し，髄液の流出を確認する．
・脊髄側カテーテルをコネクターに挿入する．
・各々のコネクターを中央部にスライドさせ，「カチッ」と音がするまで押し込みロックする（**図5-10 B**）．
・脊髄側カテーテルが折れ曲がらないようにして背部の切開部を縫合する（**図5-10 D**）．

●ポイント

・一度コネクターをスライドさせて固定すると抜けなくなり，修正不能となるので，コネクターとカテーテルの固定は最後にする．コネクターとカテーテルを糸で縫合する必要はない．

(7) ポンプと腹部カテーテルを接続
・腹部カテーテルから髄液流出を確認する．
・ポンプにカテーテルを接続する（カチッと音がする）．
・カテーテルの余裕部分をポンプ下で1～2回巻いてポケットに挿入する（**図5-10 C**）．
・スーチャループ3カ所を用いて筋膜とポンプを固定する（**図5-10 C**）．
・腹部皮下を縫合し，閉創する．

(8) ポンプ初期設定，用量調節，管理
・術直後，interrogateを行い，必要な項目の入力をする．
・スクリーニングトライアルで使用した量で開始する．
・初期設定が安定するまでの間は，入院のうえ観察する．
・設定期（ポンプ植込み後60日まで）での投与量の設定は，1日1回とし，増量は脳疾患および小児で15%以内，脊髄疾患で30%以内とし，減量は20%以内の範囲で行う．
・維持期（ポンプ植込み61日以降）における投与量の増量は，脳疾患および小児で20%以内，脊髄疾患で40%以内とし，

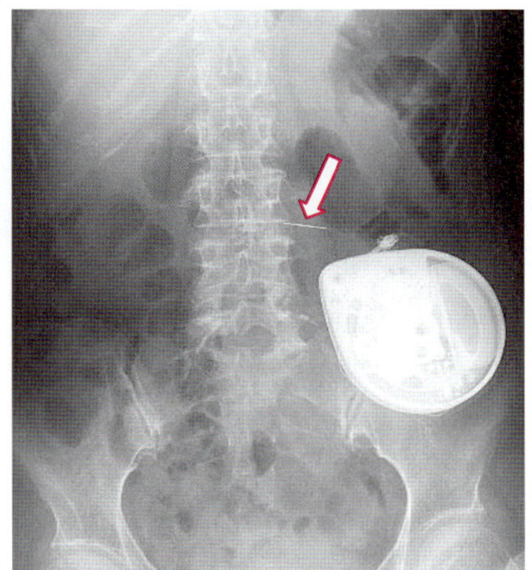

図 5-11　術後レントゲン
アセンダカテーテルはレントゲンでは明瞭でない.
コネクター（矢印）は描出される.

減量は20％以内の範囲で行う.

- 通常，1日用量は小児で25〜150 μg/日，成人で50〜250 μg/日であるが，これよりも少ない用量のほうが効果的な場合もある.
- 1日用量の小児の上限は400 μg/日，成人は600 μg/日である.
- 術後のレントゲンではコネクターは確認できるが，アセンダカテーテルは明瞭に描出されない（**図 5-11**）. アセンダカテーテルの確認にはCT撮影やカテーテル造影を行う必要がある.
- 腹部の皮下脂肪が厚い症例ではポンプはあまり目立たないが（**図 5-12 A**），痩せた症例ではポンプの飛び出しが目立ってくる（**図 5-12 B**）.

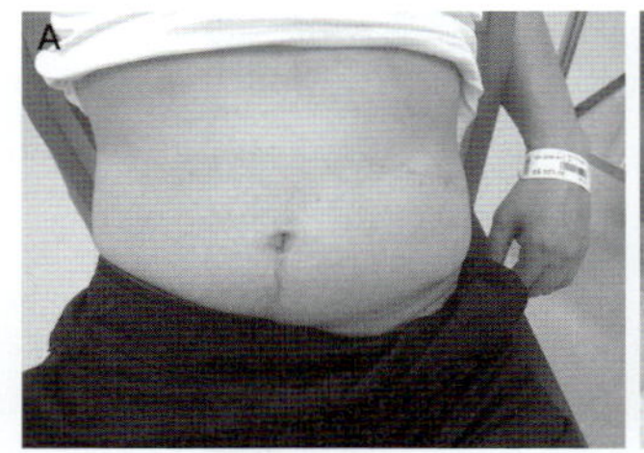
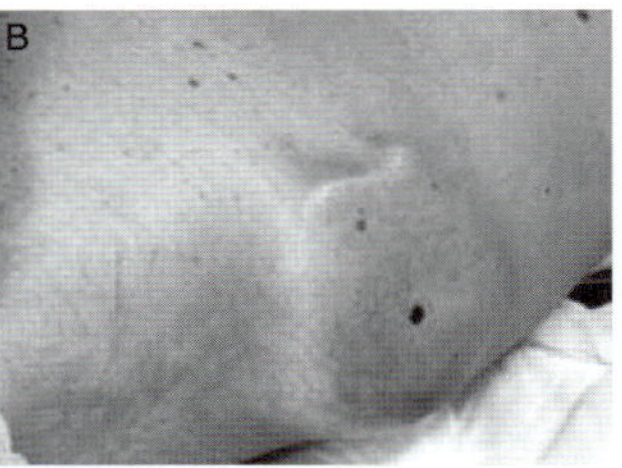

図 5-12　術後の皮下ポンプ
A. 皮下脂肪が厚いとポンプは目立たない.
B. 痩せた患者ではポンプの飛び出しが目立つ.

●ポイント

・投与モードには, ①均等に連続投与をする **simple continuous mode** と, ②投与量を時間帯や曜日で変更できる **flex mode** がある. 通常は① **simple continuous mode** を使用することが多いが, 痙縮が時間帯で変動する症例などには② **flex mode** を使用し, 痙縮が強くなる **2〜3** 時間前にギャバロン® を一時的に増量することが可能である

(9) 重篤な側弯を有する脳性麻痺の ITB 療法 (図 5-13 A)

①スクリーニング前に脊椎 CT を撮影, 3 D 画像で穿刺部位を確認する (**図 5-13 B**).

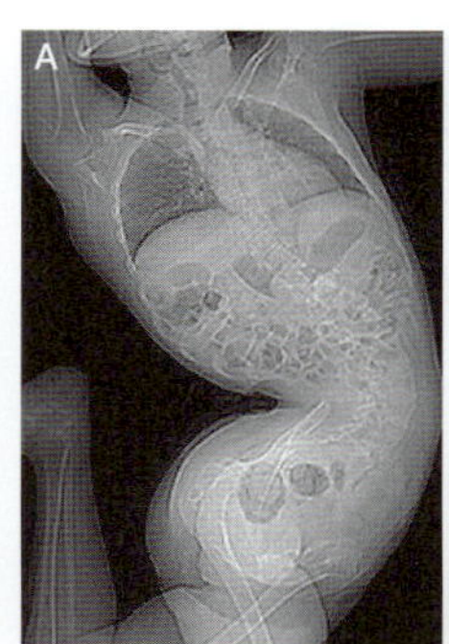
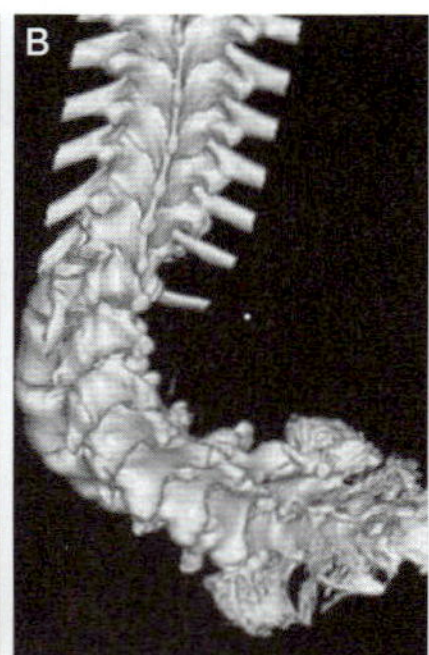
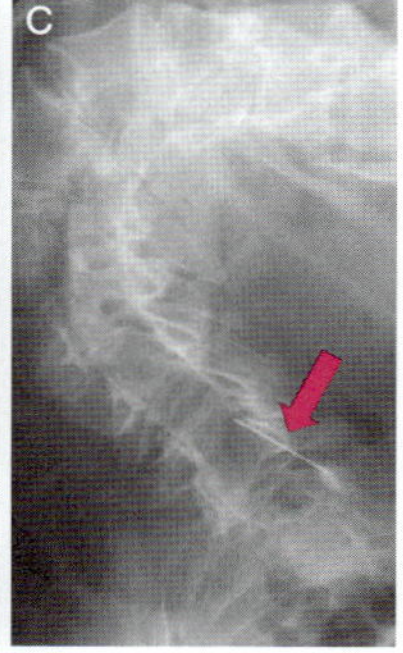

図 5-13　脊椎の CT, 3D 画像の確認 (側弯の症例)

②イメージガイド下にて腹臥位で椎間を確認すると安全に腰椎穿刺が可能となる（**図 5-13 C**，矢印）.

【手術】

・腹臥位で穿刺し，脊髄側とポンプ側カテーテルを接続して，側腹部皮下にいったん埋没させる（側腹部に中継点が必要である）.

・腰椎穿刺が困難であれば，小切開で椎間を露出して穿刺針で硬膜を穿刺する.

・臥位に体位変換し腹部皮下ポケットを作成し，カテーテルを接続する.

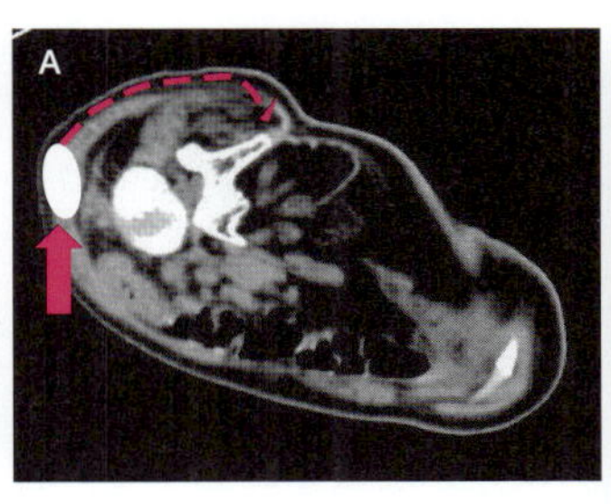

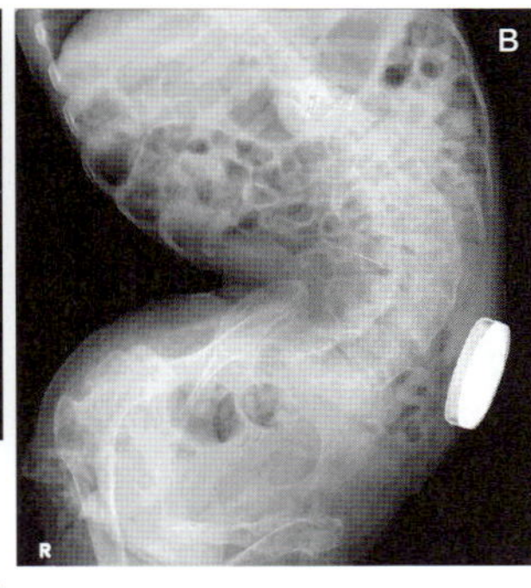

図 5-14　術前・術後の CT と X 線画像
術前に腰椎穿刺部とポンプ留置（A 矢印）までの距離を測定しておく（A 点線）.
術後 X 線（B）.

●ポイント

・側弯の症例では，術前に患者の体型を十分にチェックし，胸腹部 **CT** を撮影して腸管の偏在や腹壁の筋肉の様子を確認した後，ポンプの留置位置を決定する（**図 5-14 A**）．その際，腰椎穿刺の位置とポンプ留置位置までの距離を測定して，ポンプ側カテーテルのおおよその長さを決めておく．腹臥位から仰臥位への体位変換の前に脊髄側とポンプ側のカテーテルを接続する必要があるからである．側弯の症例でもポンプ留置は可能である（**図 5-14 B**）.

4―リフィル

術後，3 カ月以内に薬剤補充と交換を行う．清潔操作を心掛ける．

1．準備する用具

図 5-15 に示すように，リフィルにあたっては，① 22 G Huber 針，②三方活栓，③エクステンションチューブ，④ 22 G 用テンプレート，⑤ 20 cc シリンジ（ロックタイプ），⑥ 0.22 μm の滅菌フィルターの準備が必要である．これらをリフィルキットとしてまとめて準備しておくとよい．

【バクロフェン投与量と濃度】

・投与量が 25～90 μg/ 日：0.05％（20 ml）原液で使用．

・投与量が 90～180 μg/ 日：0.2％（5 ml）生理食塩水で 2 倍に希釈し，使用．

・投与量が 180 μg/ 日以上：0.2％（5 ml）原液で使用．

2．手順

① Interrogate を行い，プログラミング残量を確認する（**図 5-16 A**）．

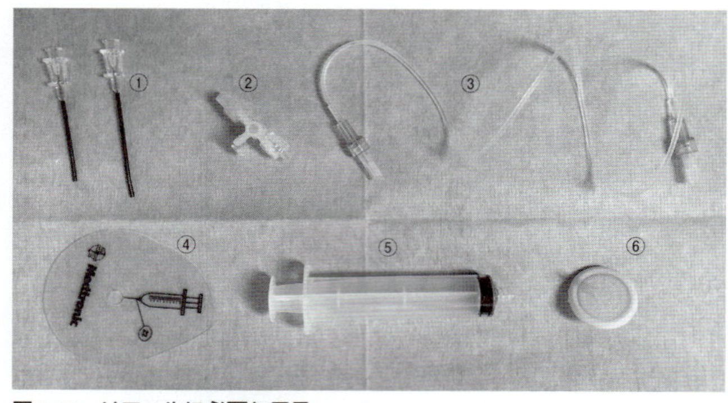

図 5-15　リフィルに必要な用具
① 22 G Huber 針，②三方活栓，③エクステンションチューブ，
④ 22 G 用テンプレート，⑤ 20 cc シリンジ，⑥ 0.22 μm の滅菌フィルター

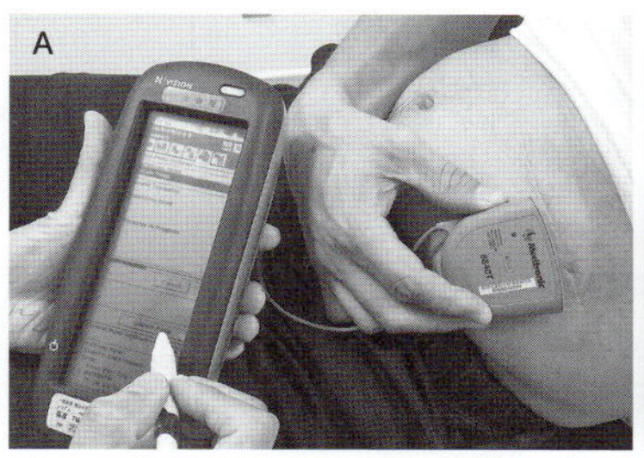

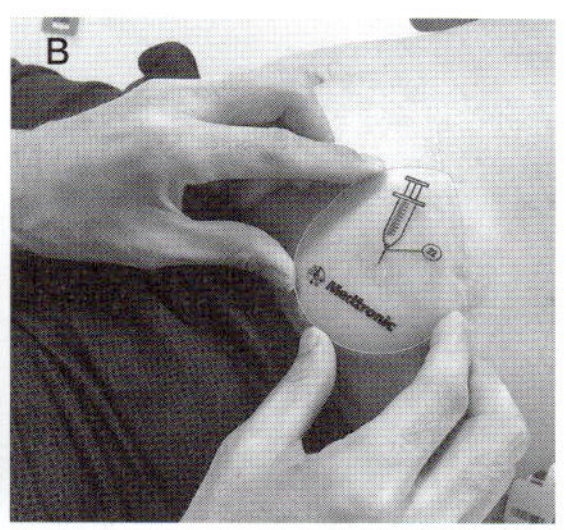

図 5-16　プログラミング残量の確認

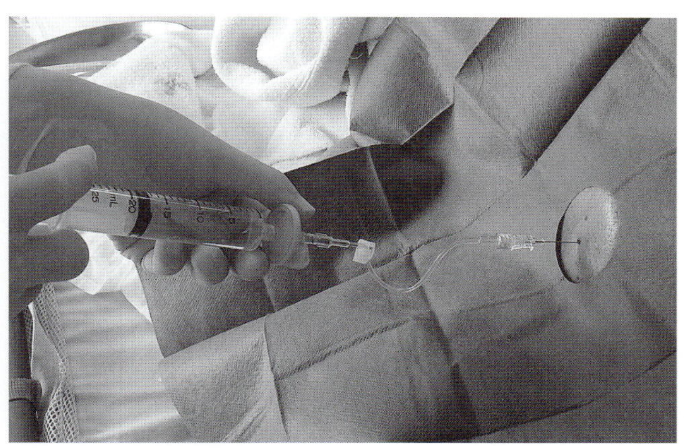

図 5-17　バクロフェンの注入

②ポンプのプログラミングを施行し，次回のリフィル時期を伝える．

③皮膚の上からポンプの薬剤注入口は触知可能である．

④触知困難な症例は付属キッドを使用し，注入口をマジックでマークする（**図 5−16 B**）（清潔に使用してもよい）．

⑤付属のヒューバー針を注入口に刺し，ロック付き 20 ml シリンジで吸引し，残量を測定する．

⑥プログラミング残量との誤差を調べる．

⑦補充する薬剤を吸引し滅菌フィルターを取り付ける（合計 18 ml）．

⑧付属のヒューバー針を使用し清潔フィルターを通して 1 ml/3 秒以上でゆっくり注入する（**図 5-17**）.

●ポイント

・プログラミングミスは重篤な離断症状を引き起こす．リフィルに慣れていない間はリフィル後，再度 **interrogate** を行い，投与量・薬剤濃度や次回リフィルの日時を再チェックすべきである.

5─トラブル対応

体内に異物（機器，カテーテルなど）を留置するため，感染などの合併症は避けられない．

①感染（**図 5-18 A，B**）
②髄液漏（低髄圧症候群）
③皮膚のトラブル（皮膚の菲薄化，褥瘡，ポンプの露出）（**図 5-18 C**）
③カテーテルのトラブル（離断・逸脱，くも膜外腔の留置，のう胞形成）
④プログラミングミス（ヒューマンエラー）

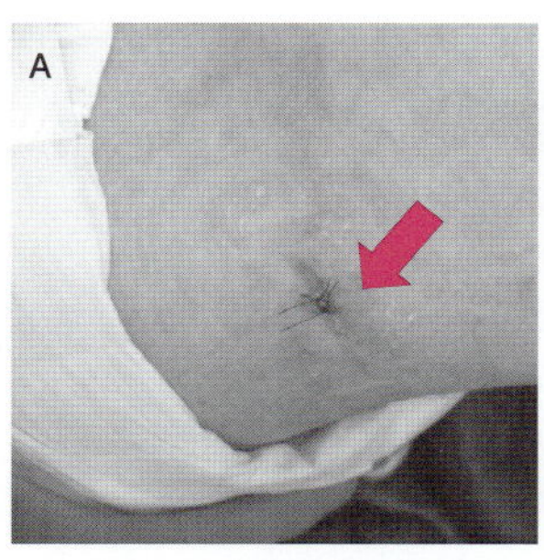

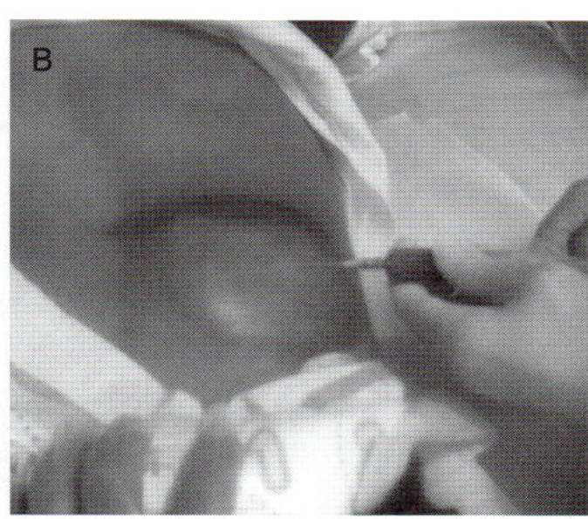

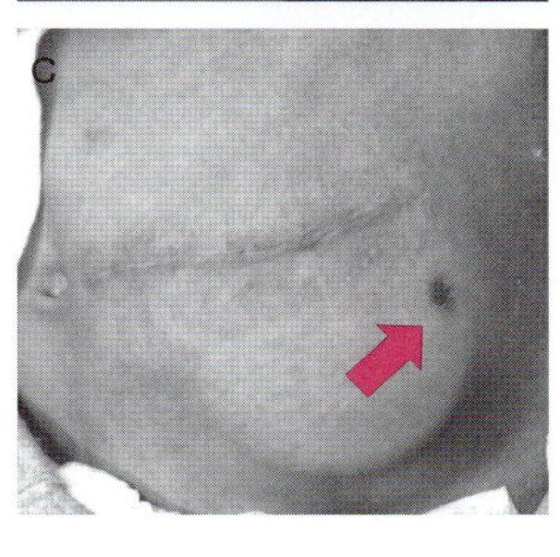

図 5-18　感染や皮膚のトラブル
A．脳性麻痺の症例．術後，側腹部の中継点の創が離開し感染した．
B．ポンプ周囲に膿瘍が貯留したため穿刺した例．
C．痩せた症例ではポンプの隆起部位に小さな褥瘡を形成しやすい．

●ポイント

・感染やトラブルなどでシステムを抜去しなければいけないときは，投与を一気に中止してはいけない．中止に際しては，1 日用量の 20％以内の範囲で 2 日ごとに減量し，初回 1 日投与量まで減量する．離脱症状を防ぐためである．

1. 離断症状

①痙縮の急激な悪化
②高熱，興奮，幻覚，錯乱などの精神症状や意識障害（悪性症候群）
が現れることがある．

2. 過剰投与による症状

①意識障害
②呼吸障害
③血圧低下，徐脈，低体温など
が現れることがある．

3. 効果の減弱や離断症状を認めた場合

①X 線，CT を撮影しカテーテルの離断・逸脱の有無をチェックする．
②カテーテル造影を行い，造影剤の漏出の有無や脊髄くも膜下腔への拡散をチェックする．
③プログラミングを再チェックする．

●ポイント

・離断症状や過剰投与では致命的な状態に陥る危険がある．異常を疑った場合は直ちに入院とし，全身管理・モニタリングを行いながら原因究明を行う．一般的にカテーテルに関するトラブルが原因であることが多い．

6—MRI 撮影

ポンプ埋め込み術後，MRI 撮影が必要となる場合には，慎重に撮影することは可能である．ただし 3.0 テスラを超える MRI を使用した場合のポンプの動作保証は確立されておらず，3.0 テスラ以下の MRI で撮影する．
①ポンプは MRI 撮影時に一時的に停止しアラームが鳴る．MRI が終了すると，約 20 分以内に自動的に復帰する．

② MRI 撮影後，N'Vision® でポンプの復帰を確認し，誤作動がないかをチェックする．

■文献

1）Arishima H, Kikuta K：Intrathecal baclofen pump implantation in prone position for a cerebral palsy patient with severe scoliosis: a case report. *Neuromodulation*. **18**：214-216, 2015.
2）貴島晴彦，押野悟：痙縮に対する各種の治療―適応とその限界―．脳神経外科ジャーナル **26**：273-279，2017.
3）貴島晴彦：髄腔内バクロフェン注入法．機能的脳神経外科　手術の基本　コツと注意点（寺本明・新井一・他　編集），MEDICAL VIEW，2011，pp82-91.
4）Taira T, Ueta T, et al：Rate of complications among the recipients of intrathecal baclofen pump in Japan：a multicenter study. *Neuromodulat* **16**：266-272, 2013.

（有島英孝）

6

痙縮のリハビリテーション

1—痙縮のリハビリテーションでは何を行うか

1. 痙縮に対するリハビリテーション

痙縮のリハビリテーションには，関節可動域訓練，運動療法，物理療法（特に電気刺激療法），装具療法がある（**表6-1**）．これらの治療は，それぞれ単独による痙縮減弱の効果がある．しかし，より効果的に痙縮治療を行うためには，単独で使用するのではなく，他の薬物治療や外科的手術と併用することが重要である．

2. 痙縮の評価

治療法を選択するうえで，痙縮の病態を正しく評価する必要がある（**表6-2**）．痙縮の評価として，臨床では modified Ashworth scale（MAS）が使用される頻度が高く，痙縮の共通指標となっている．また，日常生活動作（ADL）の上肢機能を考慮した痙縮の評価として，Disability Assessment Scale（DAS）は有用である（2章11，12頁参照）．

痙縮は神経障害に伴う障害であるため，電気生理学的評価から得られる情報は病態を理解するために有益である．そのなかで比較的簡便な方法として，表面筋電図による同時収縮の評価

●ポイント

- 病態を正しく評価したうえで，最適なリハビリテーションを選択する．
- 治療の目的に合わせて複数の治療手段を組み合わせて，積極的に実施していく．
- 適切な管理のもと，自主訓練としてリハビリテーションを継続していく．

表 6-1　痙縮に対するリハビリテーション

治療法	主な目的
関節可動域訓練	痙縮筋を持続的・間欠的に伸張することで痙縮を減弱させる. 他の痙縮治療で得られた可能域を維持・向上させる.
運動療法	痙縮筋の過活動・不活動によって阻害された動作を再学習させる. 他の痙縮治療で得られた可動域や随意運動を利用し，再学習を促す.
電気刺激療法	痙縮筋の拮抗筋やその支配神経を刺激することで痙縮を減弱させる. 他の痙縮治療で得られた痙縮減弱の効果を維持・向上させる.
装具療法	痙縮筋を持続伸張することで痙縮を減弱させる. 固定により痙縮による動作の阻害を防ぐとともに，動作を支持する. 他の痙縮治療で得られた可能域を維持・向上，動作の再学習を促す.

表 6-2　痙縮の評価指標

臨床評価	**痙縮**	modified Ashworth scale（MAS） 腱反射検査，クローヌス Disability assessment scale（DAS）など
	運動機能 ADL 関連動作	passive range of motion（P-ROM） active range of motion（A-ROM） Fugl-Meyer assessment（FMA） Wolf motor function test（WMFT） motor activity log（MAL） 歩行評価（歩行速度・動作解析など）など
電気生理学的評価		H 反射（Hmax/Mmax） 相反性抑制 post active depression F 波，T 波など

は，痙縮に伴う動作障害を評価するうえで使用できる．また，H 波を利用した，H 反射の最大振幅値（Hmax）とM波の最大振幅値（Mmax）の比率である Hmax/Mmax や脊髄相反性抑制は痙縮の病態を理解するうえで特に重要である．その他，運動機能や ADL 関連動作の評価は，痙縮治療の方針を決定するために必要である．

2―痙縮のリハビリテーションの概要

1. 関節可動域訓練

関節可動域訓練では，痙縮筋を持続伸張（ストレッチング）することで，痙縮が減弱する．これは，痙縮筋が伸張されることで，ゴルジ腱器官が興奮し，Ib 求心性線維を伝わった信号がIb 抑制性介在ニューロンを介して，痙縮筋の脊髄運動ニューロンの興奮性を低下させることによる（**図 6-1**）．また，痙縮筋の持続伸張では，錘内筋線維が伸張され，Ia 求心性線維およびⅡ求心性線維を伝わった信号が，痙縮筋の脊髄運動ニューロンに伝わることで錘外筋が収縮し，結果として錘内筋の感受性を低下させる．これによりIa 求心性線維の発火頻度が低下することで，痙縮の減弱が起こる（**図 6-1**）．

関節可動域訓練は，筋の短縮や拘縮を予防および改善するため，さらには他の痙縮治療で得られた関節可能域を維持・向上させるうえで重要である．一方で，セラピストが実施できる時間は限られているため，実施頻度を増やすことを目的に，自主トレーニングとして本人または家族への丁寧な指導が重要である．

【関節可動域訓練の重要事項】

関節可動域制限の病態は，痙縮（反射性要素と非反射性要素）とともに軟部組織の器質的変化である拘縮が併存している．したがって，治療戦略として痙縮の反射性要素には，ボトックス療法や電気刺激療法などの治療介入を実施し，その効果が持続している間に非反射性要素や拘縮を改善するための関節可動域訓練や物理療法（超音波療法など），装具療法を繰り返し，継続して実施することが重要となる．

●実施方法

・**実施者**：セラピスト，本人，家族
・**様式**：他動，自動，自動介助
・**強度**：最大抵抗が得られた最終関節可動域から，わずかに抵抗を緩めた強度※1

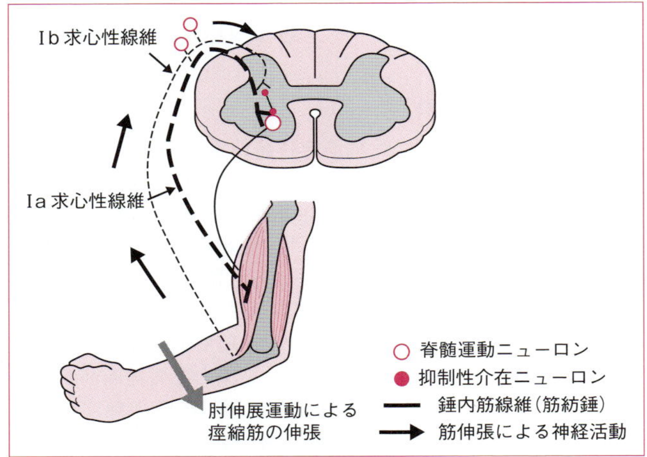

図 6-1　筋伸張による痙縮減弱の機序
痙縮筋の伸張刺激はゴルジ腱器官を賦活し，Ⅰb 求心性線維から伝わった信号がⅠb 抑制性介在ニューロンを介して，痙縮筋の脊髄運動ニューロンを抑制（Ⅰb 抑制）することで，痙縮を減弱する．また錘内筋線維が伸張され，Ⅰa 求心性線維およびⅡ求心性線維を伝わった信号が，痙縮筋の脊髄運動ニューロンに伝わることで錘外筋が収縮し，結果として錘内筋の感受性を低下させる．これによりⅠa 求心性線維の発火頻度が低下することで，痙縮の減弱が起こる．

- **時間**：1 回 10〜20 分程度
- **頻度**：1 日の中で可能な限り多く実施する※2.
- **その他**：自主トレーニングとして行うために丁寧な指導が必要である．

※1：原則として，痛みを誘発させない．

※2：頻度は多いほうが良いが，過用や誤用にも配慮が必要である．

2．運動療法

痙縮に対する運動療法の目的は，痙縮筋の過活動・不活動によって阻害された動作を再学習させることである．一方，ボツリヌス療法をはじめとする痙縮治療後に，これまで動作を阻害していた痙縮が減弱することで得られた関節可動域や随意運動を利用して，動作の再学習を促していくことが重要である．

【運動療法実施の重要事項】（表 6-3）

治療選択において，課題特異性（Task specificity），皮質脊髄路による調節（Corticospinal modulation），運動量依存（Dose-dependent），実現可能性（Feasibility）が重要である．

課題特異性は，痙縮による同時収縮などの筋緊張異常を改善するために，相反的な交互運動を促すことで，痙縮筋とその拮抗筋における円滑な運動を実施していくことである．また，他の痙縮治療によって改善した機能をいかして，痙縮により困難であった目的動作を実施する必要がある．それらの運動課題を学習するためには，随意的な運動により関連した中枢神経系に可塑的な変化を誘導し，課題を反復することで，運動量を確保することが重要である．一方，具体的な治療にあたっては，対象者個々により難易度や運動時間を簡便さ，安全性，介助量などの臨床場面における実現可能性から調整する必要がある．

表 6-3　運動療法実施の重要事項

Task specificity **（課題特異性）**	目的動作および類似した運動を実施する
Corticospinal modulation **（皮質脊髄路による調節）**	随意運動によって運動に関連した中枢神経領域を活動させ，中枢神経系の可塑性を促す
Dose-dependent **（運動量依存）**	質だけでなく，運動量を確保する
Feasibility **（実現可能性）**	治療手段としての簡便さ，安全性，介助量などから，臨床場面で実施が可能かを考慮する

●実施方法

- **実施者**：セラピスト，本人，家族
- **課題内容**：相反的な運動，運動再学習の合目的的な課題を反復する．
- **運動様式**：基本は随意運動で実施するが，代償動作を防ぐため自動介助も利用する．
- **課題難易度**：代償運動を伴わない課題を設定する．
- **時間**：1 回 10～30 分程度
- **頻度**：1 日の中で可能な限り多く実施する※1．

・**その他**：自主トレーニングとして行うために丁寧な指導が必要.

※1：頻度は多いほうが良いが，過用や誤用にも配慮が必要.

3. 電気刺激療法

痙縮筋の拮抗筋やその支配神経に対して，体表から電気刺激を与えることで，痙縮の減弱を図る．その効果メカニズムには，脊髄相反性抑制の関与が考えられている（**図6-2**）．体表からの電気刺激は，Ia求心性線維を刺激し，2シナプス性抑制性介在ニューロンにより相反性抑制を増強させ，痙縮筋の脊髄運動ニューロンの興奮性を抑制する．電気刺激は，随意運動などの運動療法を同時に行うことで，その効果が増強される可能性がある（**図6-3**）．また，電気刺激装置の操作が簡便化されてきているため，医師の指示のもと，一定管理下であれば，ベッドサイドや自宅などでも自主トレーニングが可能である．

●実施方法

・**実施者**：セラピスト，本人，家族
・**刺激強度**：わずかに筋収縮が得られる程度※1, 2
・**刺激時間**：10分～数時間※3
・**刺激周波数**：20～100 Hz
・**パルス幅**：200～500 μsec
・**治療頻度**：1日の中で可能な限り多く実施する.
・**その他**：運動療法との併用が効果的
　自主トレーニングとして行うために丁寧な指導が必要

※1原則として，痛みを誘発させない．感覚障害では注意が必要である.

※2重度麻痺では，筋収縮が得られにくいことがあるため，刺激強度に注意が必要である.

※3刺激前後の皮膚の状態（発赤など）や疲労に注意する.

4. 装具療法

痙縮筋を持続伸張することで痙縮を減弱させる．また，関節の固定によって，痙縮による動作の阻害を防ぐとともに，動作

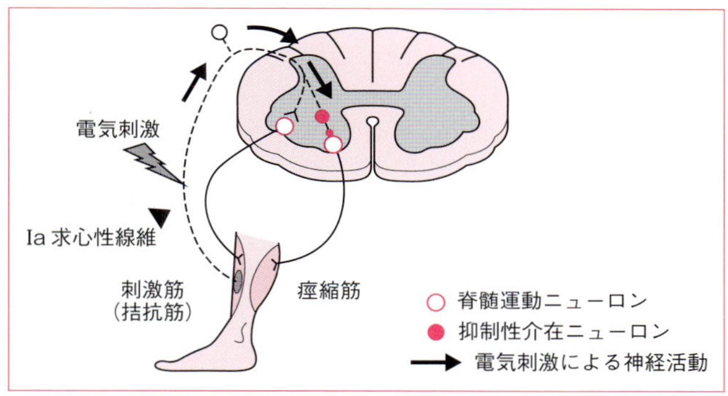

図 6-2　電気刺激による痙縮減弱の機序
刺激筋（痙縮筋の拮抗筋）への電気刺激はⅠa 求心性線維を賦活し，Ⅰa 抑制性介在ニューロンを介して，痙縮筋の脊髄運動ニューロンを抑制（相反性抑制）することで，痙縮を減弱する．

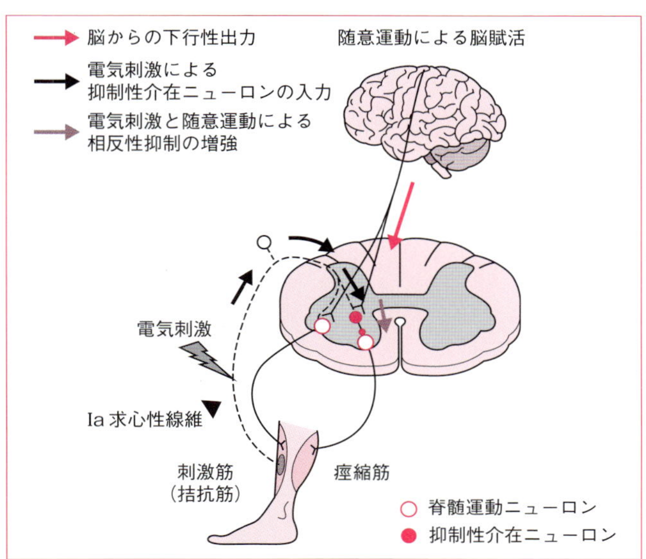

図 6-3　電気刺激と随意運動による痙縮減弱の機序
随意運動やペダリング運動等の随意運動による一次運動野の賦活は，脊髄における Ia 抑制性介在ニューロンへの下行性出力を増加させる．これと同時に，Ⅰa 求心性線維に電気刺激を与えることで，それぞれ単独よりも，相乗的に相反性抑制を増強し，効果が持続する．

を支持する．さらに，拘縮の予防や変形の矯正，痙縮が抑制されやすい肢位を保持することなどで効果をあげる可能性がある．

装具は，単独でも使用されるが，他の痙縮治療と併用することで，それぞれ単独よりも効果が高まる可能性がある．たとえば，ボツリヌス療法で痙縮（特に反射性要素）が減弱した状態で，拘縮の改善を目的とした持続伸張を実施する．これは，痙縮と関節可動域制限が混在した病態を整理し，明確に治療対象へアプローチできることから，有効な手段と考えられる．また，伸張反射によるアセチルコリンの放出をできるだけ促すことは，ボツリヌス療法の対象筋への取り込みを促進するものと考えられる．

この他にも，痙縮減弱を目的とした手関節装具と電気刺激療法（随意運動介助型電気刺激装置）を併用したHANDS療法は，痙縮や運動機能改善の有効性が報告されている[1]．

一方，装具は日常生活を通して使用されることが多いため，装具使用の目的と実際の生活や予後を考慮して作成していくことが必要である．

3―上肢のリハビリテーション

上肢の痙縮は，ADLを直接的に阻害することから，リハビリテーションの治療対象になる頻度が高い．症状として，肩関節内転・内旋，肘関節屈曲，前腕回内，手関節屈曲，握りこぶし状，掌中への母指屈曲が多い（**図6-4**）．

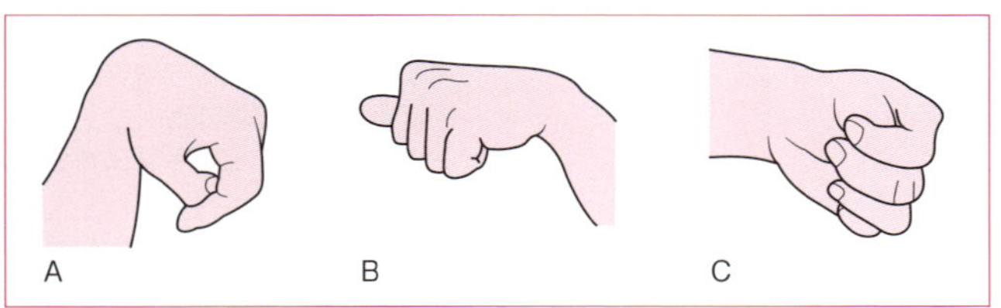

図6-4　痙縮の症状（上肢）
A．手関節の屈曲，B．握りこぶし状，C．掌中への母指屈曲

1．関節可動域訓練

すべての上肢関節（肩関節，肘関節，手関節，手指関節）が治療対象となる（**表6-4**）．そのなかでも，関節可動域訓練の対象となる筋は，肩関節では大胸筋および広背筋である．肘関節・手関節では，屈筋群（上腕二頭筋，腕橈骨筋，上腕筋，橈側手根屈筋，尺側手根屈筋，円回内筋，浅指屈筋，深指屈筋，長掌筋）である．手指関節では，長母指屈筋，母指内転筋，虫様筋，骨間筋が対象になることが多い．

●ポイント：関節可動域訓練の基本事項

- 関節を支持・固定し，ゆっくりと動かす．
- 対象者の反応を観察し，痛みの訴えがあればその範囲以上は行わない．
- 可能な限りで対象筋を最大伸張する．
- 対象者自身が動かせる範囲は自動や自動介助を促す．
- 自主トレーニングを含めて実施頻度を増やす．

表 6-4　関節可動域訓練（上肢）

部位	対象筋	可動域訓練の運動方向
肩関節	大胸筋，広背筋	大胸筋（肩外転），広背筋（肩屈曲）
肘関節・手関節	上腕二頭筋，腕橈骨筋，上腕筋，橈側手根屈筋，尺側手根屈筋，円回内筋，浅指屈筋，深指屈筋，長掌筋	上腕二頭筋（肘伸展・前腕回内）腕橈骨筋（肘伸展・前腕回外）上腕筋（伸展・前腕中間位），橈側手根屈筋（肘伸展・前腕回外・手関節背屈・尺屈），円回内筋（肘伸展・前腕回外），浅指屈筋（肘伸展・手関節背屈・手指伸展 -DIP 関節屈曲位），深指屈筋（肘伸展・手関節背屈・手指伸展）
手指関節	長母指屈筋，母指内転筋，虫様筋，骨間筋	長母指屈筋（肘屈曲・前腕回外・手関節背屈・母指伸展），母指内転筋（母指外転），虫様筋（MP 関節伸展・PIP/DIP 屈曲位），骨間筋（MP 関節伸展・内外転，PIP/DIP 屈曲位）

●自主トレーニング方法の例

【肩関節】（対象：伸展筋，図 6-5）

1．非麻痺側上肢で，麻痺側の肘を把持し，前腕を支持する．
2．その状態で，上肢を挙上（屈曲）する．
3．抵抗を感じたら，若干緩めて，その状態で保持する．
4．慣れてきたら体幹の屈曲や側屈，回旋を加える．

※肩は関節自由度が高く，運動麻痺の影響で随意制御が困難なことが多いため，ゆっくりとした運動が必要．

【肘関節】（対象：屈曲筋，図 6-6）

1．非麻痺側上肢で，前腕中間部の背面を把持する．
2．肩関節は，中間位もしくは屈曲位とし，非麻痺側上肢で肘関節を伸展する．
3．抵抗を感じたら，若干緩めて，その状態で保持する．
4．慣れてきたら前腕の回内外を加える．

※多関節筋が多いため，肩関節や手関節の固定や支持などの配慮が必要．

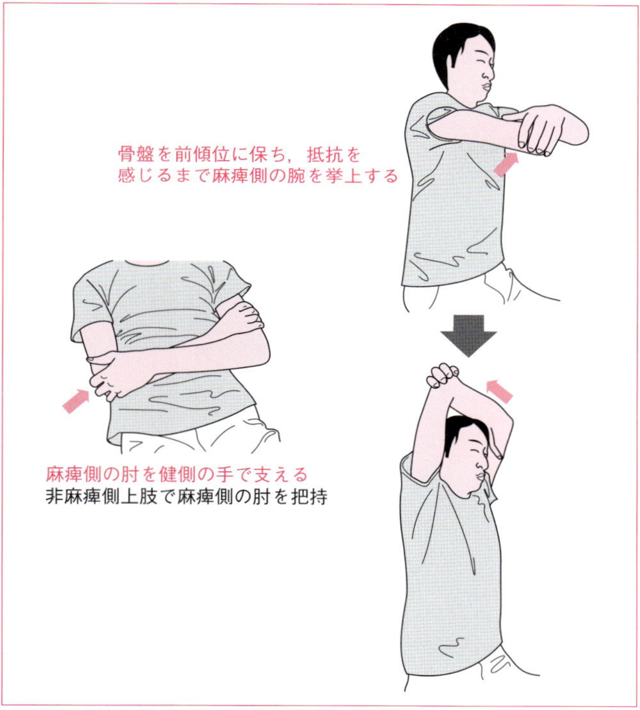

骨盤を前傾位に保ち，抵抗を
感じるまで麻痺側の腕を挙上する

麻痺側の肘を健側の手で支える
非麻痺側上肢で麻痺側の肘を把持

図 6-5　肩関節伸展筋のストレッチング例

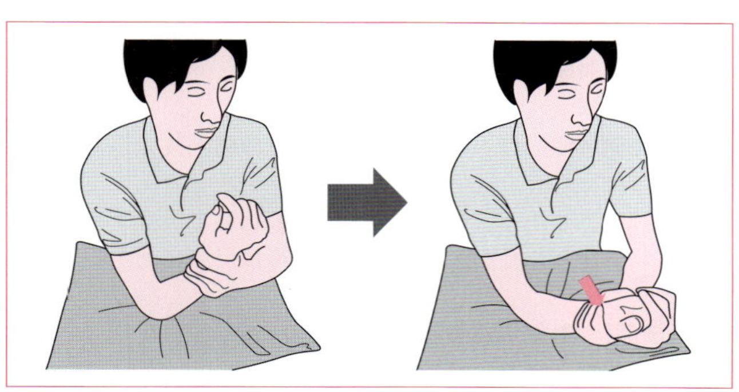

図 6-6　肘関節屈曲筋のストレッチング例

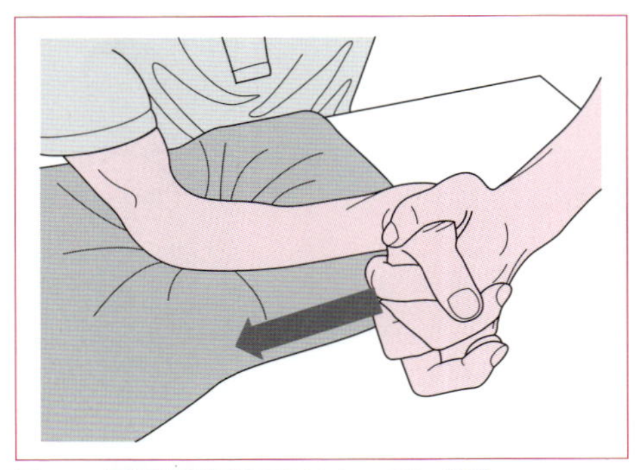

図 6-7　手関節掌屈筋のストレッチング例

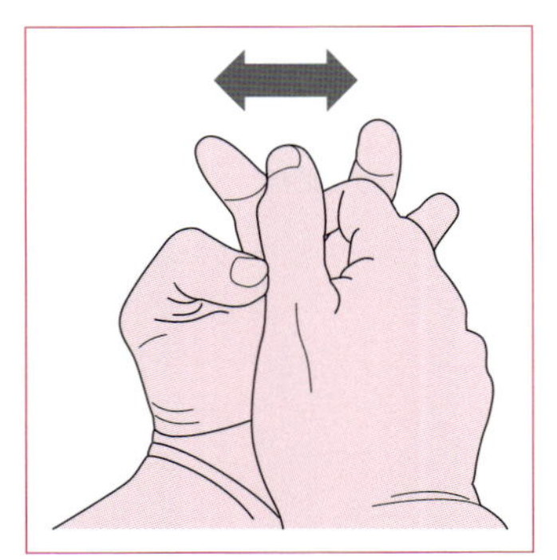

図 6-8　手指関節屈筋のストレッチング例

【手関節】（対象：掌屈筋，図 6–7）

1．非麻痺側上肢で，手掌を把持する．
2．麻痺側肘関節は，屈曲位とし，非麻痺側上肢で手関節を背屈する．
3．抵抗を感じたら，若干緩めて，その状態で保持する．
4．慣れてきたら肘関節の伸展や手関節橈尺屈を加える．

【手指関節】（対象：屈曲筋，図 6–8）

1．非麻痺側上肢で，麻痺側と指を組む．
2．麻痺側手関節は，掌屈位とし，各手指を内外転する．

3．その後，近位関節から手指を伸展する．
4．抵抗を感じたら，若干緩めて，その状態で保持する．
5．慣れてきたら手関節の背屈や手関節橈尺屈を加える．

2. 運動療法

日常生活における上肢活動は，複合した動作であるため，上肢全体を利用した複合動作を課題に設定する必要がある．一方，各関節において痙縮が増強し，上肢の複合動作を阻害しているため，同時収縮などの筋緊張異常の改善を目的とした，単関節における課題も重要になる．また，運動療法の効果を促進するために，実施前の関節可動域訓練，実施中の電気刺激療法や装具療法の併用は有用である．

●運動療法課題の例

①単純運動課題

痙縮筋と拮抗筋の相反的な筋活動を促すことを目的に，それぞれの関節における，単一運動方向（屈曲-伸展，内転-外転，内旋-外旋，回内-回外）を，可能な限り随意運動で反復する．その際には，他筋の過緊張や運動方向の間違いについて，セラピストが介助する．随意運動で十分な範囲の運動が可能になったら，抵抗をかけて運動負荷を増やしていく．

② Catch and release 課題

日常生活において，物品を把持し，それを放すという動作は必要不可欠である．一方，手・手指関節の屈曲筋は痙縮が高まっていることが多く，動作により握りこぶし状になりやすい．そのような場合には，事前に関節可動域訓練や電気刺激療法を実施することが有効である．課題時には，難易度を考慮して，前腕部の補助や固定，手関節に対してスプリントなどを使用して関節自由度（難易度）を下げることで，選択的に手指の把持運動や対立運動を実施する．

③リーチ動作課題

肩関節や肘関節の屈筋群の痙縮が高まることが多いため，その拮抗筋である肩関節の屈曲-伸展運動，内転-外転運動と肘関節の屈曲-伸展運動を促すことを目的にワイピングやリーチ動作を実施する．課題の難易度は，動作の到達目標の高さや距離，上肢への介助量から調整する．例えば，膝関節の高さ，机上の高さ，肩関節の高さなどの難易度を調整することで，特定の関節にターゲットを合わせて課題を反復する．

④日常生活動作課題

更衣，整容，食事などの生活動作に直結した課題を実施する．対象者個々に能力や生活スタイルに合わせた，課題の難易度の設定が必要である．

⑤自主トレーニング

痙縮を治療するだけでなく，日常生活で麻痺側上肢を使用していくことも重要であり，そのためにも自主トレーニングは非常に重要となる．その実際として，Constraint-Induced Movement therapy（CI 療法）で使用されている練習で獲得した機能を生活に転移するための行動戦略（Transfer package）の概念[2)]は有効と考える．

CI 療法で使用される Transfer package の概念[2)]

①行動契約：リハビリ開始時において，起床している時間の 90％までは，麻痺側上肢を使用するように，対象者とセラピスト間で契約する．

②生活記録：行動契約に基づいて，どのくらい麻痺側上肢を使用したのか記録する．記録をセラピストと再レビューする．麻痺側上肢使用がどのくらいうまくいっているかを確認することで，麻痺側上肢使用への注意を高め，実生活への使用・参加を定着できるように促す．

③問題解決：セラピストが対象者に対して，生活で麻痺側上肢使用の障壁となっていることについて考えることを促し，それを解決する方法を考える手助けをする．

④自主トレ課題：自宅でのトレーニングプログラムとして，15 ～ 30 分程度の個別化された麻痺側上肢課題を提供する．

⑤実行確認：セラピストが対象者へ電話連絡を行い，上肢使用の確認と問題解決を行う．

3. 電気刺激療法

電気刺激療法は，拮抗筋から痙縮筋への相反性抑制を増強し，痙縮を減弱させることを目的とすることが多いため，上肢では手・手指関節の伸展筋群およびその支配神経に用いることが多い（**表 6-5**，**図 6-9**）．また，肘関節屈曲筋群の痙縮を減弱させるために，肘関節伸展筋（上腕三頭筋）に使用することもある．

電気刺激療法は，随意運動や動作とあわせることで，より高い効果が得られる可能性がある．そのため，電気刺激による筋収縮により，動作を阻害しないようにするために，運動閾値下の刺激強度で実施する．これにより，長時間の治療が可能になる．

表 6-5　電気刺激療法の対象筋と電極貼付部位（上肢）

痙縮筋	刺激筋・神経	電極貼付部位
肘関節屈筋群	上腕三頭筋	上腕背面中間および遠位
手関節・手指屈筋群	手関節および手指伸筋群	前腕橈骨近位および前腕背面中間

●実施手順

【手関節】（対象：屈筋群）

1．皮膚状態を確認し，電気抵抗を下げるため清潔に保つ．
2．肘関節屈曲位，前腕回内位として，リラックスさせる．
3．電極を前腕背面の橈骨近位部および前腕中間部に貼付する（**図 6-9**）．

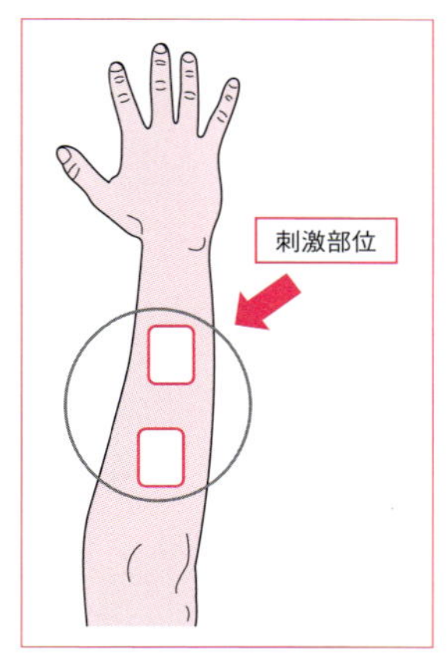

図 6-9　痙縮筋（手・手指屈曲筋）の拮抗筋に対する電気刺激
手・手指関節の屈筋群への痙縮減弱を目的に，伸筋群を刺激する．電極を前腕橈骨近位および前腕背面中間に貼付する．

4．筋収縮が触知できる強度まで，徐々に刺激強度を上げる※．
5．電気刺激のタイミングにあわせて，手関節背屈および手指伸展を行う．

※電気刺激により，痙縮筋の緊張が高まる場合には，刺激強度を下げて実施する．

※感覚障害や糖尿病などにより神経病変を呈する場合には，刺激強度に注意が必要．

4．装具療法

上肢の装具では，痙縮が発生しやすい肘関節，手関節，手指関節の屈曲筋の持続伸張を目的に使用される．肘関節では，ダイヤルロック式継手を使用した肘関節装具が使用されることがある（**図 6-10**）．手関節や手指関節では，プラットホーム型やパンケーキ型の固定装具（**図 6-11**）やコックアップスプリント（**図 6-12**）が用いられる．また，ダイナミックスプリントを用いることもある．一方，スプリントは，作業療法士が使用者の生活スタイルや病態にあわせて作成することが多い（**表 6-6，6-7**）[3)]．

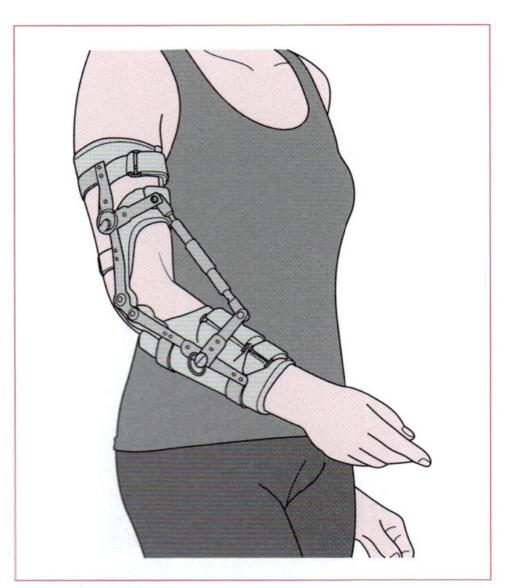

図 6-10　肘関節装具
ターンバックルにより関節角度を調節し，痙縮筋を持続伸張する．

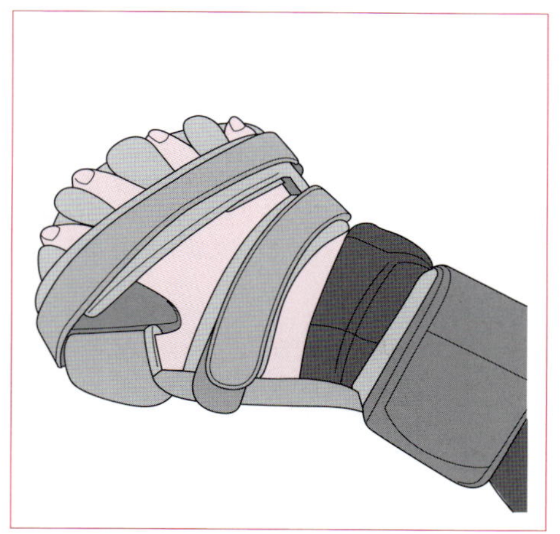

図 6-11　パンケーキ型装具
手・手指関節を伸展位に保持し，痙縮筋を持続伸張する．

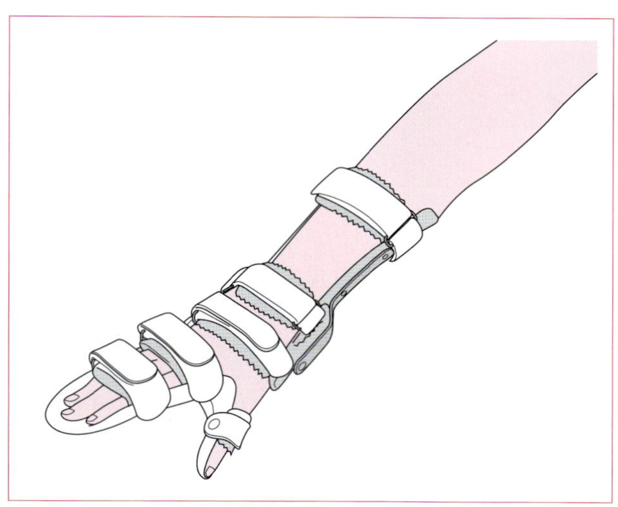

図 6-12　コックアップスプリント
手関節を背屈位に保持し，屈筋群の痙縮減弱と持続伸張する．

表 6-6　スプリント作成のポイント

・目的に適したデザイン ・装着しやすいデザイン ・特徴をふまえた素材選択 ・筋緊張を亢進させない姿勢・肢位 ・モールディング時の麻痺手の固定方法 ・モールディングしやすい立ち位置

（文献 3 より引用）

表 6-7　スプリント実施のポイント

適応判断	症状や機能に対して，補完・促通・抑制・伸長などの観点で適応を考える
目的の明確化	スプリントの目的は 1 つに焦点化する
開始と終了の決定	基本的に目的の達成度から判断する
装着時間と頻度	最適，最良の効果を得ることから検討し，生活形態を考慮して調整する デメリットや他のアプローチとのバランスも考え，スケジュール化する

（文献 3 より引用，一部改変）

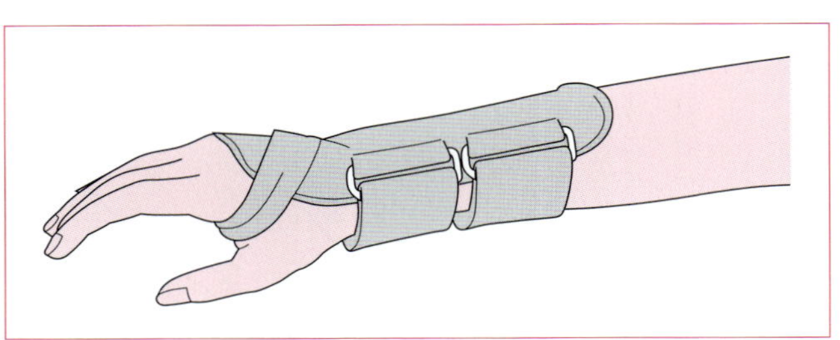

図 6-13　手関節固定装具

しかし，パンケーキ型，コックアップスプリントなどは，大きく重量があるため，日常生活において長時間装着することが困難である．一方，手関節固定装具（**図 6-13**）は，着脱が簡便で軽量であるため，長時間の使用が可能である．手関節固定の効果には，屈筋群の過剰な筋活動を抑制し，手指伸筋群の筋活動を促通するだけでなく，上肢近位筋の過剰な筋緊張の低下および運動機能の改善が報告されており[4, 5]，上肢の痙縮治療として選択しやすい装具である．

4—下肢のリハビリテーション

下肢の痙縮は，立位保持や歩行をはじめとする移動に関わる下肢運動を阻害する．症状として，股関節内転，股関節屈曲，膝関節屈曲・過伸展，内反尖足，Claw toe，母趾過伸展が生じやすい（**図 6-14**）．

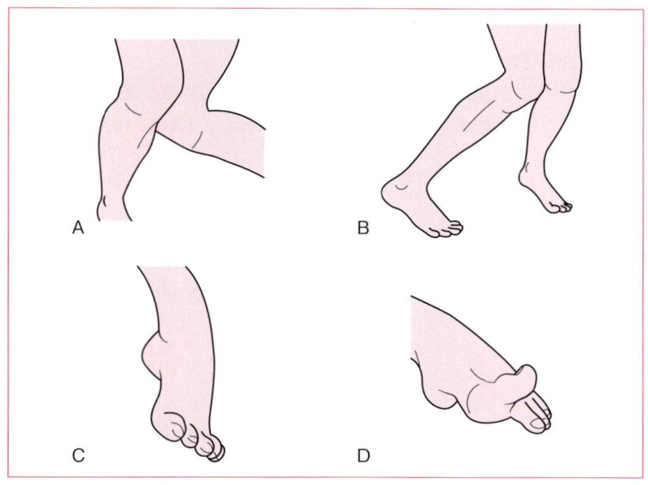

図 6-14　痙縮の症状（下肢）
A．股関節内転，B．膝関節屈曲，C．内反尖足，D．母趾過伸展

1．関節可動域訓練

すべての関節（股関節，膝関節，足関節，足趾関節）が治療対象となる（**表 6-8**）．そのなかでも，関節可動域訓練の対象となる筋は，股関節では内転筋群（長内転筋・大内転筋）と腸腰筋（大腰筋・腸骨筋）がある．股・膝関節ではハムストリングス．膝・足関節では，腓腹筋，ヒラメ筋，後脛骨筋，前脛骨筋，足趾関節では，長趾屈筋，長母趾屈筋，短趾屈筋が対象となることが多い．

●ポイント　関節可動域訓練の基本事項

・関節を支持・固定し，ゆっくりと動かす
・対象者の反応を観察し，痛みの訴えがあればその範囲以上は行わない
・可能な限りで対象筋を最大伸張する
・対象者自身が動かせる範囲は自動や自動介助を促す
・自主トレーニングを含めて実施頻度を増やす

表 6-8　関節可動域訓練（下肢）

部位	対象になりやすい筋	可動域訓練の運動方向
股関節	長内転筋・大内転筋，大腰筋・腸骨筋，（ハムストリングス外側）	長内転筋·大内転筋（股関節屈曲·外転・外旋，膝関節屈曲位），大腰筋・腸骨筋（対側股関節屈曲，股関節伸展位），
膝関節	ハムストリングス外側，（腓腹筋）	ハムストリングス外側（股関節屈曲・外転・内旋，膝関節伸展位）
足関節	腓腹筋，ヒラメ筋，後脛骨筋，前脛骨筋	腓腹筋（足関節背屈，膝関節伸展位），ヒラメ筋（足関節背屈，膝関節屈曲位），後脛骨筋（足関節背屈・外反），前脛骨筋（足関節底屈・内反）
足趾関節	長趾屈筋，長母趾屈筋，短趾屈筋	長趾屈筋，長母趾屈筋，短趾屈筋（足趾伸展，足関節背屈位）

●自主トレーニング方法の例

【股関節】（対象：内転筋，図 6-15）

①座位で，麻痺側下肢を非麻痺側大腿上に乗せる※.
②非麻痺側上肢で麻痺側下腿を保持し，股関節を外転する.
③抵抗を感じたら，その状態で保持する.
④慣れてきたら麻痺側股関節を外転方向に促す.
※支持基底面の減少によりバランスを崩すことがあるため注意する.

【股関節】（対象：屈曲筋，図 6-16）

①背臥位で，麻痺側下肢を伸展位に保持する.
②非麻痺側上肢で非麻痺側大腿部を保持し，股関節を屈曲する.

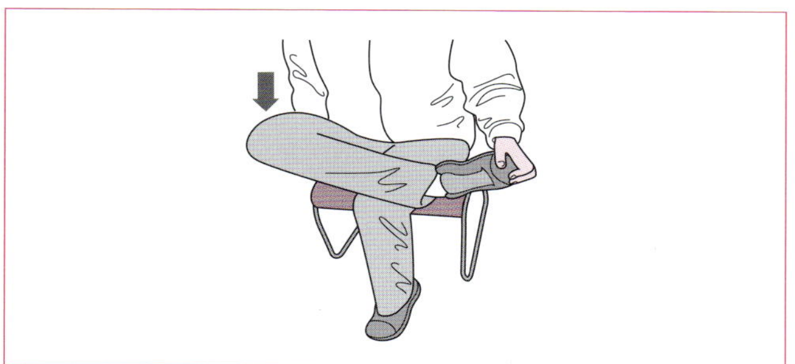

図 6-15　股関節内転筋のストレッチング例

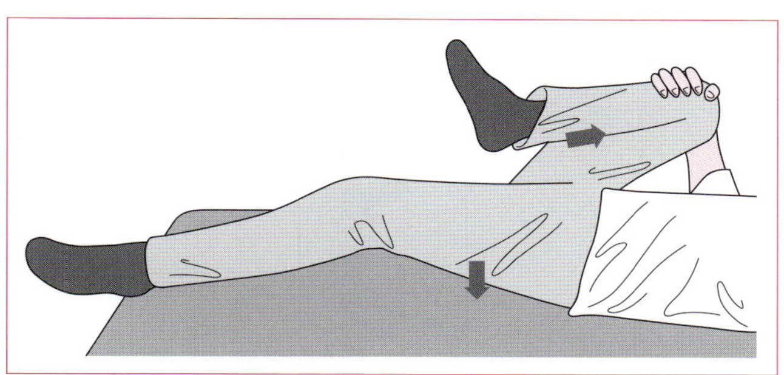

図 6-16　股関節屈曲筋のストレッチング例

③腰椎前弯の増加および麻痺側下肢の挙上を感じたら，若干緩めて，その状態で保持する．
④慣れてきたら麻痺側股関節を伸展方向に促す．

【膝関節】（対象：屈曲筋，図 6-17）

①座位で，麻痺側下肢（足部）を座面より低い位置におく．
②できるだけ膝関節を伸展位に保持し，骨盤前傾位で体幹を屈曲する．
③抵抗を感じたら，若干緩めて，その状態で保持する．
④慣れてきたら非麻痺側上肢で膝関節伸展を促す．

【足関節】（対象：底屈筋，図 6-18）

①背中を壁に接触した立位をとる※．

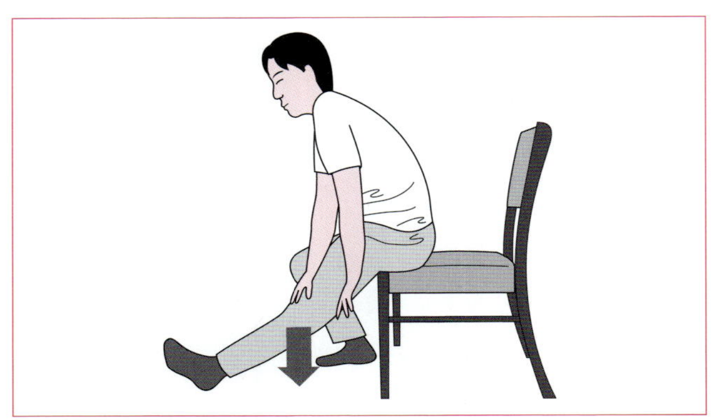

図 6-17　膝関節屈曲筋のストレッチング例

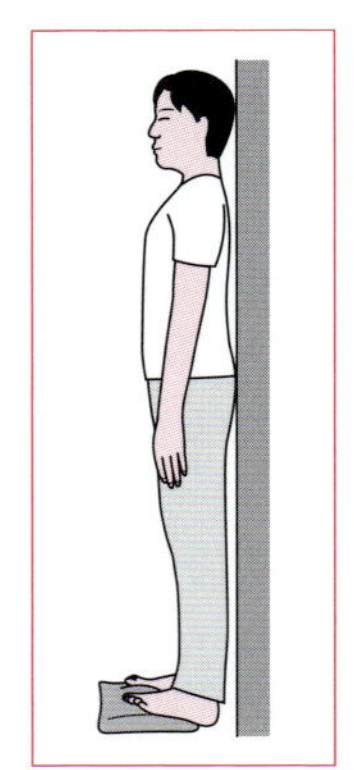

図 6-18　足関節底屈筋の自重によるストレッチング例

②前部足底（つま先）に板などを設置し，足関節を背屈位とする．

③大腿後面を壁に近づけるように膝関節を伸展位に保持し，麻痺側に荷重をかける．

④慣れてきたら板の高さを上げて，背屈角度を増やしていく．

※転倒を防ぐために，非麻痺側上肢で把持し姿勢保持ができる状態にする．

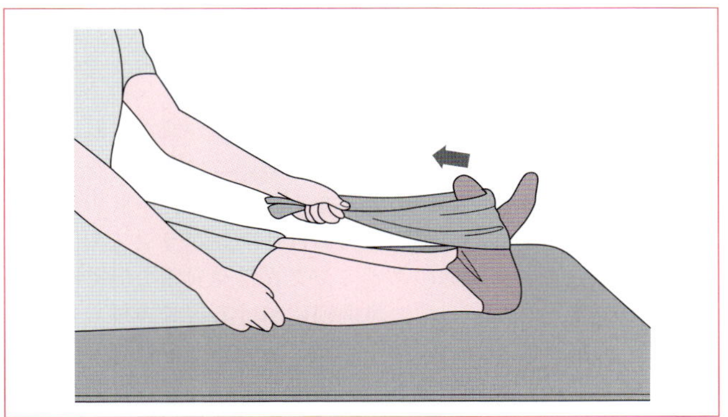

図 6-19　足関節底屈筋のストレッチング例

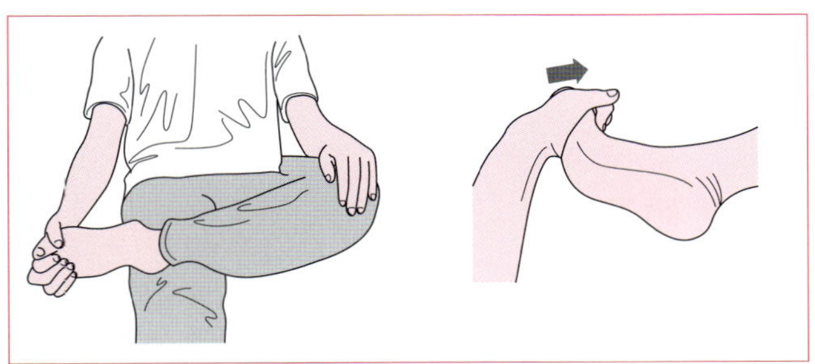

図 6-20　足趾関節屈曲筋のストレッチング例

【足関節】（対象：底屈筋，図 6–19）

①座位で，膝関節伸展もしくは屈曲位とする．
②ハンドタオルなどを使用し，タオルを麻痺側前足部にかける．
③非麻痺側上肢でタオルを引くようにして足関節を背屈する．
④抵抗を感じたら，若干緩めて，その状態で保持する．
⑤慣れてきた膝関節伸展や足関節の自動背屈運動を加える．

【足趾関節】（対象：屈曲筋，図 6–20）

①座位で，麻痺側下肢を非麻痺側大腿上に乗せる．
②足関節は，中間位もしくは背屈位とする．
③非麻痺側上肢を使用し，足趾を伸展させる．
④抵抗を感じたら，若干緩めて，その状態で保持する．

⑤慣れてきたら足関節背屈や足部の内外反を加える.

2. 運動療法

下肢筋は，立位姿勢制御としての同時収縮が求められる．一方で，立ち上がりや歩行などの移動においては，適切なタイミングかつ相反的な筋活動が必要となる．しかし，下肢の痙縮により，立位姿勢制御の同時収縮におけるアンバランスや，立ち上がりや歩行時の筋活動のタイミング異常や異常な同時収縮を生じてしまう．したがって，単関節における運動課題も重要であるが，治療目的とした姿勢や課題において，下肢筋群の適切なタイミングかつ相反的な筋活動を促していくことが重要である．

また下肢においても，運動療法の効果を促進するために，運動療法実施前の関節可動域訓練，実施中の電気刺激療法や装具療法の併用は有用であるため，以下の運動課題に併用して実施していくことが推奨される．

●運動療法課題の例

(1) 単純運動課題

痙縮筋と拮抗筋の相反的な筋活動を促すことを目的に，それぞれの関節における，単一運動方向（屈曲–伸展，内転–外転，内旋–外旋，回内–回外）を，随意運動で可能は運動範囲で反復して実施する．他筋の過緊張や運動方向の間違いを介助・支持する．随意運動で十分な範囲の運動が可能になったら，抵抗をかけて運動負荷を増やしていく．

(2) 立位姿勢制御課題

立位姿勢保持や立ち上がりなどでは，筋の同時収縮が必要である．一方，痙縮筋の過活動により拮抗筋とのアンバランスで姿勢が不安定となり，さらに痙縮を増強させる．また，不安定性の背景として，体幹や股関節など中枢部が安定していないことが多くある．したがって，痙縮を増強させずに，適切な筋活動を促していくためには，これらの不安定性を解消するとともに，姿勢制御を促していくことが必要である．具体的には，ステッピングやバランス訓練を実施する際には，運動課題の対象とする関節の選択や装具を使用して関節の自由度を下げることで，制御の負担を減らし，姿勢アライメントを支持・介助した状態で課題を反復して実施する．

(3) ペダリング運動

歩行と同様に，両側下肢における屈曲伸展運動であり，主動作筋と拮抗筋の相反的かつ協調的な筋活動を賦活することから，歩行様の下肢交互運動の筋活動パターンを再学習するためのリハビリテーションとして実施できる．また，座位で運動が行えるため，転倒などのリスクが低く，長時間の立位や歩行が困難な者においても安全に運動が可能である．したがって，一度セッティングを行えば自主トレーニングとして実施でき，通常のリハビリテーションの補助的な使用が可能という利点がある．また，電気刺激療法との併用により，さらなる効果が得られる可能性がある．

(4) 免荷トレッドミル歩行

トレッドミル歩行は，平地歩行と類似した歩行トレーニングとして使用できる．一方，片麻痺者においては，トレッドミル歩行は平地歩行と比べて，対称的でリズミカルな下肢交互運動を促すことが可能である．さらに，体重免荷を加えてトレッドミル歩行では，平地歩行時と比べて同時収縮を改善し，律動的かつ相反的な筋活動を促すことが知られている[4)]．

(5) 平地歩行や応用歩行

平地における連続歩行の反復は重要であるが，生活動作に直結した歩行を獲得していくための歩行トレーニングを実施する必要がある．また，応用歩行として，痙縮による下肢制御困難による躓きや転倒を防ぐために，跨ぎ動作，方向転換，段差昇降，不整地など，対象者個々に能力や生活スタイルに合わせた，課題の難易度の設定が必要である．

(6) 自主トレーニング

臨床では，下肢の自主トレーニングとして，日常的な歩行の反復が提示されることもあるが，対象者個々に合わせた下肢運動や歩行指導が重要である．また上肢の自主トレーニング（84頁）と同様に，練習で獲得した機能を生活に転移するための行動戦略（Transfer package）は重要である．具体的には，目標とする日々の歩行時間の決定，その記録，対象者自身による問題の認識と解決のための助言，動機付け，フィードバック，個別課題の設定，実行確認など，日常生活で定着するためのアプローチが必要である．

3. 電気刺激療法

下肢の痙縮に対する電気刺激療法は，足関節底屈筋の痙縮を抑制するために，前脛骨筋および総腓骨神経に対して用いることが多い（**図 6-21**，**表 6-9**）．また，膝関節屈筋群の痙縮抑制を目的に，膝関節伸展筋群にも使用することもある．繰り返しになるが，電気刺激療法は，随意運動や動作とあわせて行うことで，より高い効果が得られる可能性がある．そのため，下肢

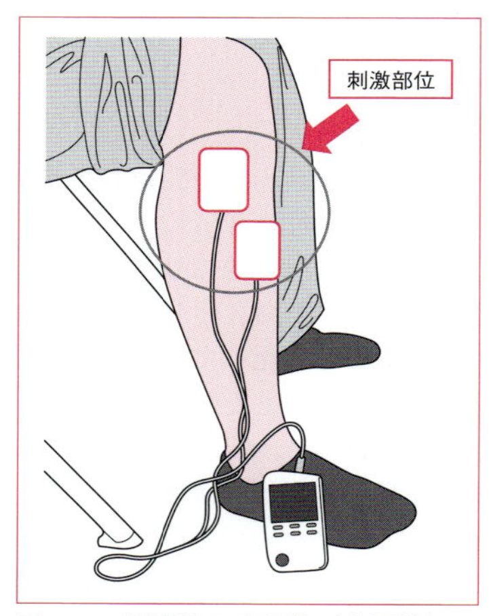

図 6-21　足関節の痙縮筋（底屈筋）への電気刺激

足関節の伸筋群への痙縮減弱を目的に，前脛骨筋および総腓骨神経を刺激する．電極を下腿中間からやや近位外側，腓骨頭下縁からやや下内側に貼付する．

表 6-9　電気刺激療法の対象筋と電極貼付部位（下肢）

痙縮筋	刺激筋・神経	電極貼付部位
膝関節屈筋群	大腿直筋および内側広筋	大腿中間からやや遠位 膝関節内側（内側広筋筋腹）
足関節底屈群	前脛骨筋および総腓骨神経	下腿中間からやや近位外側 腓骨頭下縁からやや下内側

においては，歩行中や立ち上がり訓練，階段昇降，ペダリング運動などと同時に行うことが有効である．

●実施手順

【膝関節】（対象：屈筋群）

1．皮膚状態を確認し，電気抵抗を下げるため清潔に保つ．
2．座位で，膝関節屈曲位でリラックスさせる．
3．電極を大腿中間部からやや遠位および膝関節内側の内側広筋筋腹上に貼付する．
4．筋収縮が触知できる強度まで，徐々に刺激強度を上げていく※．
5．電気刺激のタイミングにあわせて，膝関節伸展を行う．

※膝関節伸展筋群は，他の刺激部位よりも筋が大きく，刺激強度を高くする必要があるため，疼痛軽減を目的に大きめの電極サイズが有効である．

【足関節】（対象：底屈筋群）

1．皮膚状態を確認し，電気抵抗を下げるため清潔に保つ．
2．座位で膝関節屈曲位，足底を接地し，リラックスさせる．
3．電極を下腿中間部から近位外側および腓骨頭下縁から下内側に貼付する（**図 6-21**）．
4．筋収縮が触知できる強度まで，徐々に刺激強度を上げていく※．
5．電気刺激のタイミングにあわせて，足関節背屈および足趾伸展を行う．

※電気刺激により，痙縮筋の緊張が高まる場合には，刺激強度を下げて実施する．

※感覚障害や糖尿病などにより神経病変を呈する場合の刺激強度には注意が必要．

4．装具療法

下肢装具では，膝関節屈曲筋の持続伸張を目的とした，金属支柱ターンバックル付きの膝装具がある（**図 6-22**）．また，内反尖足は，立位時の姿勢保持や歩行動作を阻害するため，尖足を矯正し固定することを目的とした，両側支柱付き短下肢装具

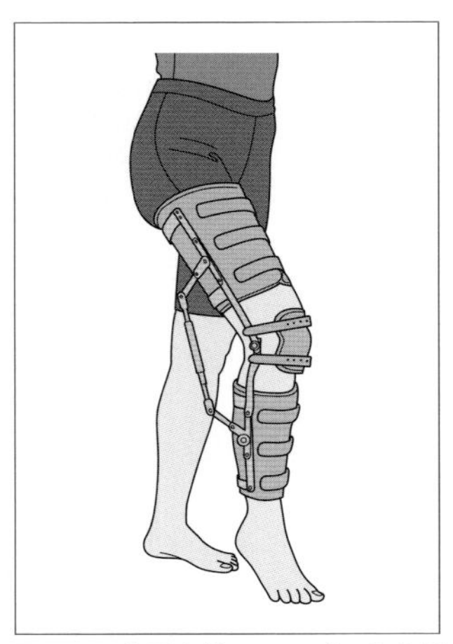

図 6-22　金属支柱ターンバックル付き膝装具

ターンバックルにより関節角度を調節し，痙縮筋を持続伸張する.

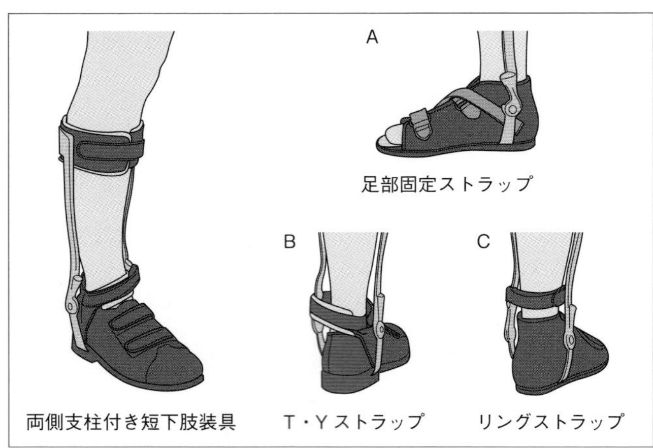

図 6-23　両側支柱付き短下肢装具と矯正用ストラップ

A. 尖足で踵が上がりやすい時に使用する.

B. 内・外果から対側支柱に牽引し，内反・外反を矯正する.

C. 足首から対側支柱に牽引し，内反・外反を矯正する.

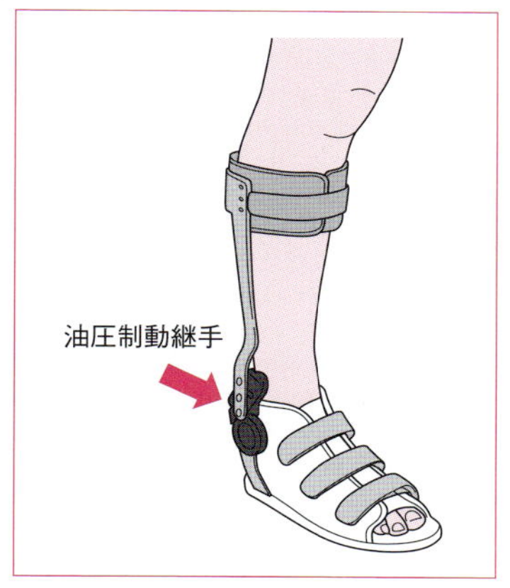

図 6-24　両側支柱付きゲイトソリューション

油圧制動継手により立脚初期の底屈運動を制動することで，足関節筋の相反的な筋活動を促す．

(ankle foot orthosis；AFO）と足関節強制ストラップをあわせた装具が使用されることが多い（**図 6-23**）．

油圧制動継手付きの AFO（ゲイトソリューション）は，歩行時の立脚初期での底屈制動により，足関節筋の相反的な筋活動を促すため，対象が中等度痙縮までの制限はあるが，痙縮治療のための装具として有効である可能性がある（**図 6-24**）．また足底装具による足底圧迫やインソールによるアライメント調整も痙縮軽減に有効なことがある．

一方，下肢装具は立位や歩行を中心とした評価から作成・調査されることが多いが，装具使用の目的と生活スタイルや予後を考慮して，作成していくことが重要である．

■文献

1）Fujiwara T, Kasashima Y et al: Motor improvement and corticospinal modulation induced by hybrid assistive neuromuscular dynamic stimulation（HANDS）therapy in patients with chronic stroke. *Neurorehabil Neural Repair* **23**：125-132, 2009.

2）Taub E, Uswatte G, et al: Method for enhancing real-world use of a more affected arm in chronic stroke: transfer package of constraint-induced movement therapy. *Stroke*. **44**：1383-1388, 2013.

3）阿部 薫：脳卒中片麻痺におけるスプリント療法．総合リハ，**42**：689-691, 2014.

4）Fujiwara T, Liu M, et al: Electrophysiological and clinical assessment of a simple wristhand splint for patients with chronic spastic hemiparesis secondary to stroke. *Electromyogr Clin Neurophysiol* **44**：423-429, 2004.

5）Ushiba J, Masakado Y, et al: Changes of reflex size in upper limbs using wrist splint in hemiplegic patients. *Electromyogr Clin Neurophysiol* **44**：175-182, 2004.

6）Hesse S, Bertelt C, et al : Treadmill training with partial body weight support compared with physiotherapy in nonambulatory hemiparetic patients. *Stroke*, **26**：976-981, 1995.

（山口智史）

付録 1　ボツリヌス毒素の使用単位（目安）

筋肉	使用単位（目安）	注射箇所（目安）
大胸筋	25〜50	1〜2
広背筋	25〜50	1〜3
上腕二頭筋	25〜100	1〜3
腕橈骨筋	25〜50	1〜2
橈側手根屈筋	25〜75	1〜3
尺側手根屈筋	25〜50	1〜2
浅指屈筋	50〜100	1〜3
深指屈筋	25〜50	1〜2
円回内筋	25〜50	1〜2
長母指屈筋	25〜50	1〜2
虫様筋・骨間筋	12.5	1
母指内転筋	12.5	1
ヒラメ筋	25〜100	1〜3
腓腹筋内側	25〜100	1〜3
腓腹筋外側	25〜100	1〜3
内転筋	50〜150	2〜4
後脛骨筋	50〜100	1〜2
長母趾屈筋	50〜100	1〜2
長趾屈筋	50〜100	1〜2
短趾屈筋	12.5〜25	1

2018 年 4 月現在では，上肢は 240 単位，下肢は 300 単位，上下肢で 360 単位が上限とされている．ここに記したのはあくまでも目安であり，全体の上限投与量から適切な投与量を決定する．

付録２　手の関節

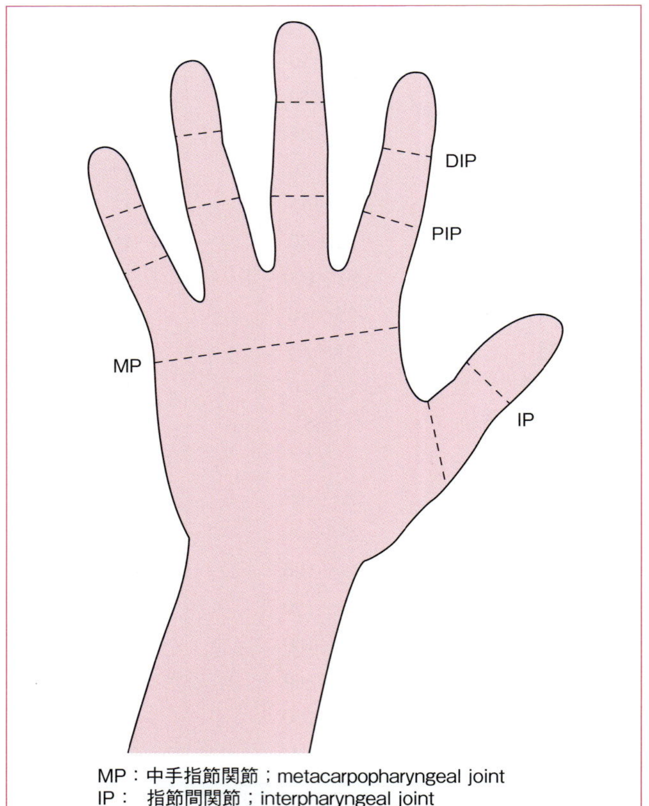

MP：中手指節関節；metacarpopharyngeal joint
IP：　指節間関節；interpharyngeal joint
PIP：近位指節間関節；proximal interpharyngeal joint
DIP：遠位指節間関節；distal interpharyngeal joint

付録３　手の解剖

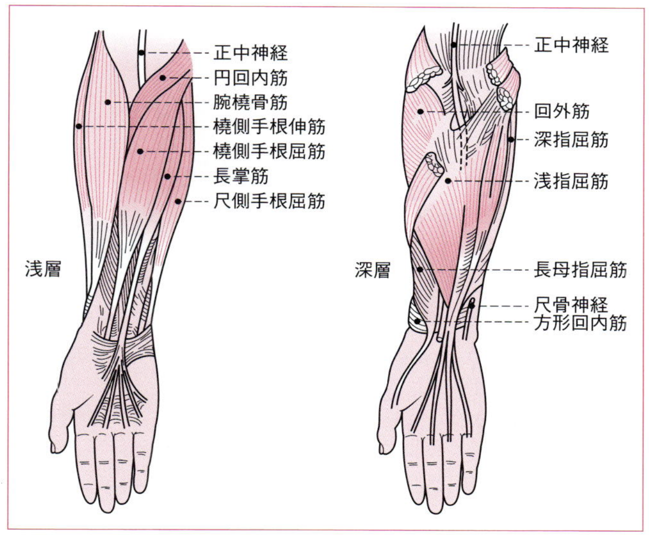

Hollinshead's functional anatomy of the limbs and back. Jenkins DB 6 th ed より引用

付録４　足の解剖

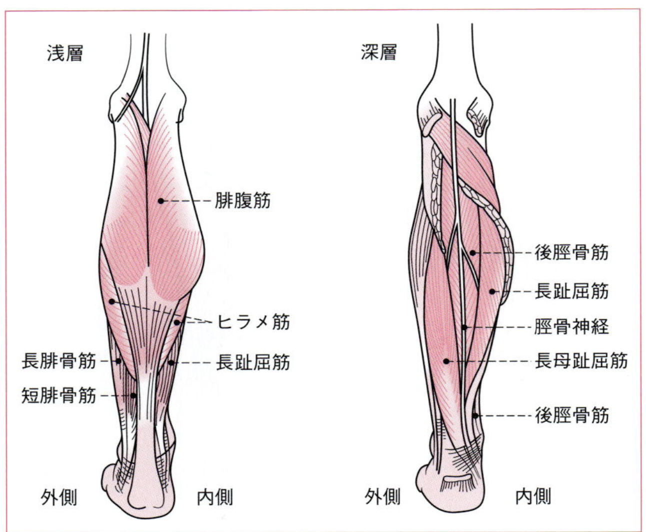

Hollinshead's functional anatomy of the limbs and back. Jenkins DB 6 th ed より引用，一部改変

索　引

数字

ギリシャ文字

欧文

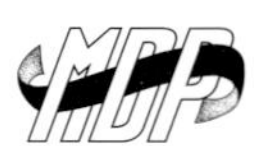

痙縮治療ポケットマニュアル
ボツリヌス療法・ITB 療法・リハビリテーション

ISBN978-4-263-26566-6

2018 年 7 月 5 日　第 1 版第 1 刷発行

編　者　藤　原　俊　之
発行者　白　石　泰　夫

発行所　**医歯薬出版株式会社**

〒113-8612　東京都文京区本駒込 1－7－10
TEL.（03）5395－7628（編集）・7616（販売）
FAX.（03）5395－7609（編集）・8563（販売）
https://www.ishiyaku.co.jp/
郵便振替番号 00190－5－13816

乱丁，落丁の際はお取り替えいたします　　印刷・あづま堂印刷／製本・榎本製本